PREPARE
SEU CORAÇÃO

Prof. Dr. Carlos Scherr

PREPARE SEU CORAÇÃO

Como prevenir a doença coronariana

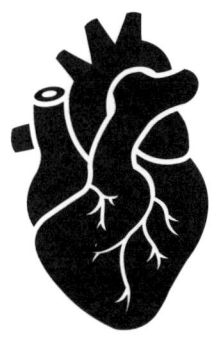

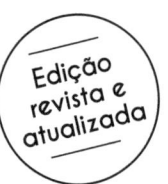

Edição revista e atualizada

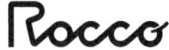

Copyright © 2024 *by* Carlos Scherr

Direitos desta edição reservados à
EDITORA ROCCO LTDA.
Rua Evaristo da Veiga, 65 – 11º andar
Passeio Corporate – Torre 1
20031-040 – Rio de Janeiro – RJ
Tel.: (21) 3525-2000 – Fax: (21) 3525-2001
rocco@rocco.com.br
www.rocco.com.br

Printed in Brazil/Impresso no Brasil

CIP-BRASIL. CATALOGAÇÃO NA PUBLICAÇÃO
SINDICATO NACIONAL DOS EDITORES DE LIVROS, RJ

S348p

    Scherr, Carlos
        Prepare seu coração : como prevenir a doença coronariana / Carlos Scherr. - 1. ed. - Rio de Janeiro : Rocco, 2024.

    "Edição revista e atualizada"
    ISBN 978-65-5532-504-1
    ISBN 978-65-5595-316-9 (recurso eletrônico)

    1. Coração - Doenças - Prevenção. I. Título.

24-93843
                    CDD: 616.12
                    CDU: 616.12

Meri Gleice Rodrigues de Souza - Bibliotecária - CRB-7/6439

Este livro é dedicado à memória dos meus pais, Clara e Moyses Scherr

Agradeço aos meus filhos, Giulia, Alex e Tom Scherr.

SUMÁRIO

Prefácio da edição original 11

Introdução 15

1 – O QUE É A DOENÇA CORONARIANA 19

2 – A DOENÇA NO MUNDO 29

3 – ISQUEMIA SILENCIOSA 39

4 – OS FATORES DE RISCO 47

5 – HIPERTENSÃO E SUA CORRELAÇÃO
   COM A DOENÇA CORONARIANA 59

6 – DIABETES MELITO 73

7 – COLESTEROL 81

8 – OBESIDADE 97

9 – ALIMENTAÇÃO 105

10 – ATIVIDADE FÍSICA X SEDENTARISMO 125

11 – TABAGISMO 139

12 – A INFLUÊNCIA DO ESTADO PSICOLÓGICO
NA DOENÇA CORONARIANA 149

13 – A DOENÇA CORONARIANA NA MULHER 153

14 – O QUE SÃO PREVENÇÃO PRIMÁRIA
E PREVENÇÃO SECUNDÁRIA 165

15 – EPISÓDIO AGUDO 173

16 – AVANÇOS NO TRATAMENTO 181

17 – CONCLUSÃO 189

Posfácio 195

Glossário 199

PREFÁCIO DA EDIÇÃO ORIGINAL

Recebemos, com surpresa, o honroso convite do Dr. Carlos Scherr para redigir o prefácio de seu livro sobre a prevenção da miocardiopatia isquêmica.

A cirurgia cardíaca é uma manifestação da medicina curativa que precedeu de muito a medicina preventiva pela necessidade da assistência imediata ao indivíduo sob risco de uma enfermidade.

A medicina preventiva é muito mais recente e só se desenvolveu quando foram conhecidas as causas das doenças e sua patogenia. Passaram-se muitos séculos até que fossem abandonadas as manifestações de ignorância e misticismo dos povos primitivos que rogavam aos deuses para que protegessem da doença a população sadia. Apenas o conhecimento científico profundo permitiu que a moderna medicina preventiva realmente tivesse a possibilidade de oferecer essa esperada proteção.

Não são conhecidas as causas primeiras que levam à aterosclerose coronariana. Entretanto, muitos anos de pesquisa e observação permitiram que os cardiologistas identificassem os principais fatores de risco da miocardiopatia isquêmica e sugerissem como a população poderia ser beneficiada pela redução e mesmo eliminação desses fatores.

Na sociedade moderna, as doenças cardiovasculares ocupam o primeiro lugar em incidência e *causa mortis*. De acordo com a Organização Mundial da Saúde, em 1990, as doenças cardiovasculares ceifaram 12 milhões de indivíduos. Ainda segundo a OMS, na década de 1960, a incidência de doenças cardiovasculares (principalmente a miocardiopatia isquêmica) estava em ascensão, deixando de crescer nos anos 1970. Graças ao aumento do nível de conscientização dos fatores de risco da aterosclerose coronariana e das outras cardiopatias, a partir da década de 1980, a incidência de doenças cardiovasculares vem diminuindo.

De acordo com dados do IBGE, durante o ano de 1987, nos Estados Unidos, a mortalidade por doenças cardíacas atingiu 36,7% do total dos óbitos e a por neoplasias, 22,4%. No Brasil, esses índices foram de

PREFÁCIO DA EDIÇÃO ORIGINAL

34,3% e 19,4% respectivamente. Ruy Laurenti, da nossa Escola de Saúde Pública da USP, demonstrou que, entre 1976 e 1981, houve na cidade de São Paulo redução da mortalidade por doença isquêmica coronariana da ordem de 16,8% (homens) e 22,4% (mulheres). Esta ocorrência poderá ser relacionada ao esclarecimento da população sobre os fatores de risco da doença, os quais são amplamente difundidos pela Sociedade Brasileira de Cardiologia. Considerando o aumento da população de indivíduos idosos (a antiga Economic Planning Agency calculou que, em 2025, a população dos Estados Unidos teria mais de 15% de indivíduos com idade acima de 65 anos), a diminuição da incidência da miocardiopatia isquêmica é uma grande conquista.

É difícil tratar a insuficiência coronariana. De acordo com a literatura, o tratamento clínico não evita a mortalidade anual de 12,3% dos pacientes com lesões em três artérias coronárias. Estes mesmos pacientes, quando se submetem à revascularização cirúrgica do miocárdio, apresentam índices de mortalidade de 4,4% ao ano após a operação.

De acordo com a Cleveland Clinic, entre sessenta a 147 meses após a cirurgia, 36% das pontes de safena estão ocluídas; 18%, estenosadas; e apenas 45% se encontram pérvias. Esta observação estimulou o emprego das artérias torácicas internas na revascularização das coronárias. Como consequência, o número de pacientes que necessitaram de uma reoperação após 12 anos atingiu 16,8% dos indivíduos que receberam pontes de safena e 70% dos que receberam artérias torácicas internas.

O tratamento mais eficiente da insuficiência coronariana com miocardiopatia isquêmica é o preventivo, com controle dos muitos fatores de risco, da infância à adolescência, o que acarretará a diminuição da incidência dessa principal causa de mortalidade da sociedade moderna. Todos os importantes pormenores desse ambicioso projeto estão claros e didaticamente estudados no excelente livro do Dr. Carlos Scherr, que tem o significativo título de *Prepare seu coração – Como prevenir a doença coronariana*.

E. J. ZERBINI
Julho de 1992

INTRODUÇÃO

A ideia deste livro, em que é esboçado o perfil da doença coronariana e são conhecidos seus maiores candidatos e suas soluções, surgiu após uma experiência de muitos anos na observação de doentes de todas as camadas sociais em vários hospitais do Brasil e dos Estados Unidos. Meu interesse pelo assunto ficou ainda mais aguçado quando, de uns anos para cá, diversos trabalhos começaram a dar conta da possibilidade de regressão da obstrução coronariana por meio do controle dos fatores de risco. Trata-se de enorme avanço, pois até então o máximo que se considerava possível era conseguir interromper o processo evolutivo.

Posso afirmar, com base em muitos estudos, que esta doença tem como primeiro sinal e/ou sintoma a morte súbita (pacientes que não conseguem chegar a um hospital) em 40 a 50% dos casos, e que o número de jovens acometidos por ela já não é tão pequeno quanto na época de minha graduação. Desde 1980 frequento congressos do American College of Cardiology, os congressos europeus, interamericano, brasileiro e mundial de cardiologia, além de ter feito diversos cursos de aperfeiçoamento nos Estados Unidos e na Europa. Tal atividade tem me proporcionado o levantamento de questões importantes que, de forma didática, procurarei documentar aqui.

Outros fatores serviram como inspiração para este livro, como o número de cardiologistas que fumam e não mudam seus hábitos de vida, o que pude constatar ao trabalhar com 150 destes profissionais. Em 1985, durante um simpósio sobre fatores de risco do congresso do American College of Cardiology, perguntou-se a uma plateia de cerca de 2 mil médicos quantos deles tinham alterado seus hábitos em função de dados positivos em relação à doença coronariana. A resposta foi 90% positiva. Em contrapartida, no Congresso Brasileiro de Cardiologia a questão básica também foi colocada e o índice positivo foi de apenas 30 ou 40%. Algumas pessoas acham que prevenir significa proibir. O leitor verá aqui que a nossa orientação conduz o paciente a uma vida melhor, mais saudável e com os mesmos atrativos de antes.

INTRODUÇÃO

Procurei, ao escrever este livro, ser o mais objetivo possível, tentando me afastar ao máximo da linguagem técnica, sem deixar de utilizar toda a vasta bibliografia que temos a nosso alcance. Desejo discorrer sobre temas muito abordados, mas pouco elucidados, quebrando tabus e procurando trazer, de maneira bastante prática e não tediosa, a informação científica.

Prevenir é mais barato e mais eficaz do que simplesmente fazer exames ou confiar na ausência de sintomas; esta doença é traiçoeira e se manifesta, boa parte das vezes, muito tempo depois de ter silenciosamente se iniciado.

Quero render minha homenagem àqueles que, de uma maneira ou de outra, como pacientes, amigos ou profissionais da área de saúde, acreditam que prevenir é melhor que remediar, e que todos devem cuidar-se, desde aquele que teve um superinfarto ao que não teve e cuja saúde é perfeita.

Ao terminar, gostaria de propor uma imagem que costumo passar a meus clientes. A doença coronariana é como uma cobra venenosa. Se você lhe der as costas ou olhá-la com desdém, o bote será fatal. Se ficar atento e respeitá-la, porém, o desenlace provavelmente será feliz.

1
O QUE É A DOENÇA CORONARIANA

Para se entender melhor o que é a doença que mais mata no mundo ocidental, precisamos de alguns dados técnicos que nos permitam mergulhar neste misterioso e desconhecido mar. O coração é um órgão muscular composto de quatro câmaras chamadas átrios (dois) e ventrículos (dois). Tem por função levar sangue rico em oxigênio para todo o organismo, o que possibilita seu funcionamento através da transformação de energia química em trabalho mecânico.

O sangue oxigenado transportado pela hemoglobina das hemácias é bombeado pelos mecanismos de contração (sístole) e relaxamento (diástole) do ventrículo esquerdo para a aorta, e daí para as outras artérias. Em seguida, o sangue rico em gás carbônico retorna ao coração através das veias, até o ventrículo direito e daí ao pulmão para novamente receber oxigênio e repetir o ciclo.

O coração trabalha ininterruptamente, batendo em torno de sessenta a cem vezes por minuto, contraindo-se geralmente menos vezes durante o sono e mais nas horas de tensão e/ou esforço físico. As artérias coronárias com seus dois troncos principais (o esquerdo e o direito) nutrem o músculo cardíaco (miocárdio) de sangue rico em oxigênio, que é o combustível usado pelo coração para fazer o seu papel de contração e expulsão desse mesmo sangue para o restante do corpo. O tronco esquerdo divide-se nas coronárias descendente anterior (nutre a parte maior e mais importante do coração) e circunflexa. Estas artérias são as primeiras a sair da aorta logo após a válvula aórtica.

A aterosclerose é uma doença adquirida e geralmente acomete adultos, mas em alguns casos raros, estas artérias nascem com um defeito anatômico, ou seja, podem estar ligadas a outras estruturas que lhes fornecem sangue rico em gás carbônico em vez de oxigênio, o que provoca doença coronariana no bebê. A cirurgia de reposição da artéria no lugar correto seria uma das possibilidades de cura definitiva.

Na maioria dos casos, a doença que atinge as artérias coronarianas chama-se aterosclerose, a qual não é exclusiva do coração, podendo atingir também as artérias cerebrais, as carótidas, as ilíacas, as femorais e a aorta. A aterosclerose é o depósito de placas de colesterol na parede das artérias, nas camadas íntima e subíntima, dificultando a passagem do sangue em graus variados, o que pode levar até a obstrução total. O miocárdio já extrai praticamente todo o oxigênio que a hemoglobina carrega no sangue. Portanto, quando chega menos sangue em uma região, praticamente não há como se conseguir mais combustível para o funcionamento. Esta região acometida diminui sua força de contração principalmente nos momentos em que se exige mais do órgão.

Nosso organismo, porém, é inteligente e conta sempre com uma margem de proteção e/ou adaptação. Na tentativa das coronárias de evitar a diminuição de seu calibre pela estenose, elas fazem um alargamento de suas paredes (como se fosse um engravidamento da parede da artéria), se expandem para fora, determinando que só haja diminuição do lúmen quando a placa ocupar ao menos 40% do diâmetro da artéria. Por este motivo, é possível que, ao se analisar o tamanho das obstruções através de angiocoronariografia, subestime--se o tamanho destas. Do ponto de vista hemodinâmico, uma placa já pode ser considerada com capacidade obstrutiva a partir de 25% de oclusão, com ponto crítico a partir de 70%, ou de 50% quando nos referimos ao tronco da coronária esquerda.

A obstrução do fluxo sanguíneo por placa de colesterol depositada na parede de uma ou mais artérias coronárias acarreta que determinada região do miocárdio receba menos oxigênio do que necessitaria para sua função basal, o que piora com o aumento da demanda do coração (ou seja, se ele começa a ser mais exigido e precisa trabalhar mais à custa do aumento do pulso). Esta condição é chamada de isquemia. Então, nas áreas isquêmicas, existe diminuição da força de contração do músculo (hipocinesia).

A diferença entre isquemia e infarto é que no primeiro não há morte celular e no segundo, sim.

A aterosclerose pode atingir uma artéria em um único ponto (a localização deste tem relação com a gravidade e o tratamento), vários pontos e também toda a artéria (caso que impede alguns tipos de tratamento como cirurgia e angioplastia) e ainda várias artérias. A localização, o estado geral das artérias e o tamanho da obstrução têm grande importância na evolução da doença, porém a funcionalidade do músculo é o fator determinante tanto da evolução como das formas de tratamento.

Toda vez que o coração necessita de mais oxigênio para transformar em energia, por aumento de trabalho, por estar batendo mais rápido ou porque a pressão arterial subiu e existe uma obstrução impedindo a passagem adequada de sangue por uma artéria, as alterações provocadas pela isquemia no músculo ficam mais marcadas, fato comprovado pelo teste de esforço, ecocardiograma de esforço ou pela cintilografia miocárdica. A angina pectoris é a tradução dolorosa da isquemia. É geralmente provocada por esforço físico ou forte emoção e reverte com a interrupção do mecanismo desencadeante ou com uso de medicamentos vasodilatadores ou que poupem o trabalho do coração. A angina costuma durar menos de trinta minutos e, quando se apresenta sem aumento da intensidade da dor, da frequência ou se há diminuição de intensidade do fenômeno desencadeante, diz-se estável. Quando, porém, qualquer dos aspectos citados se modifica em prazo curto, ou mesmo subitamente, ela passa a ter a classificação de angina instável, quadro de maior gravidade que necessita tratamento intenso, intervenção rápida e internação urgente.

Existe ainda outra forma de angina chamada Prinzmetal ou vasoespástica, que cursa com características distintas, não é causada por obstrução de coronária, e sim por espasmo coronariano, em geral surgindo com o paciente em repouso. Não está necessariamente ligada a esforço, podendo ser desencadeada por algumas drogas vasoconstritoras (como a ergonovina), por ingestão de líquidos gelados, por cigarro, cocaína e frio. Os exames clínicos, eletrocardiográfico, ergométrico, cintilográfico podem ser completamente normais, sendo o eletrocardiograma de longa duração (Holter ou Looper) de alguma validade se o sintoma ocorrer durante o período de registro. Uma curiosidade notada é a prevalência de tabagistas entre os acometidos de angina vasoespástica.

Há possibilidade de o fenômeno dor desaparecer, mesmo com a continuação da atividade desencadeadora. Citemos como exemplo um paciente no qual a angina surja quando ele começa a andar e depois, com a continuidade do esforço, desapareça; a isto chama-se angina de duplo fôlego. Trata-se da acomodação das artérias colaterais ajudando a região em sofrimento com um maior aporte de sangue. As artérias coronárias colaterais são aquelas que realizam a interligação entre as artérias principais e geralmente são pouco desenvolvidas em indivíduos sãos. Fazem um mecanismo protetor na presença de uma ou mais coronárias obstruídas, quando há a necessidade de maior aporte de sangue a determinada área isquêmica. Provocam também hipertrofia nas colaterais já existentes, facilitando a chegada de sangue às regiões necessitadas. A maior gravidade nos casos de infarto em indivíduos jovens é devido ao pequeno desenvolvimento das colaterais por início rápido e precoce da obstrução, o que torna a região acometida mais desprotegida. Em recente pesquisa por nós conduzida com 130 coronarianos jovens (entre 17 e 45 anos), encontramos também uma grande parcela de indivíduos com artérias normais (30%) e lesões acometendo uma única artéria, que, em grande parte dos casos, era a mais importante.

A forma mais comum da doença coronariana é a que combina a presença de aterosclerose com a resposta vasoconstritora, potencializada neste caso, havendo resposta de maior intensidade aos estímulos externos para o espasmo. É importante ter consciência de que as manifestações clínicas da aterosclerose em geral aparecem tardiamente no curso da doença, embora o processo tenha se desenvolvido por bastante tempo. Muitos acreditam que a doença começa no dia da primeira dor no peito ou no do infarto; neste dia, porém, houve apenas a eclosão, a instabilização clínica de um processo há muito em formação e progressão.

A isquemia silenciosa, ou sem sintomas, vem sendo muito pesquisada e valorizada nos últimos anos. Vários trabalhos mostram que é possível um paciente totalmente assintomático ser portador de doença coronariana, o que atingiria 2 a 4% dos homens de meia-idade. Naqueles com angina este sintoma só representa 20%

dos episódios isquêmicos, sendo que os outros 80% são completamente assintomáticos. Ela está sempre presente, em 20 a 30%, nos pacientes que já sofreram infarto agudo do miocárdio. Exames como o teste ergométrico, cintilografia e/ou Holter podem ajudar no diagnóstico. Existem algumas hipóteses para o silêncio de algumas isquemias. Tal silêncio poderia estar ligado a um aumento do limiar da dor (seria necessário mais estímulo para a deflagração da dor) ou representar isquemia em grau menor, mas com valor prognóstico. Portanto, necessitamos avaliar a funcionalidade do coração para que se possa valorizar a anatomia das lesões. Deste caso só estão excluídas as lesões iguais ou maiores que 50% do tronco da coronária esquerda, que por si sós já constituem indicação para revascularização, sendo praticamente o único ponto de consenso mundial neste aspecto. Em recente levantamento por nós conduzido, observamos que, neste grupo de pacientes sob grande risco, 25% dos eletrocardiogramas de repouso eram normais, porém o teste ergométrico trouxe o diagnóstico de gravidade em 91% dos casos.

Ainda existe a possibilidade de uma pessoa ter doença da microcirculação causando os mesmos sintomas e podendo levar aos mesmos danos, sendo seu diagnóstico um pouco mais difícil de ser concluído.

Nesta linha, existe ainda um fenômeno agudo chamado Minoca, presente em 5 a 10% dos infartos, que pode manifestar-se em pacientes sem obstruções arteriais e ser atribuído à doença da microcirculação. Os sintomas são os mesmos da forma obstrutiva.

2

A DOENÇA NO MUNDO

As doenças cardiovasculares foram responsáveis por 931.578 mortes nos Estados Unidos em 2021. Além disso, seguidas pelos acidentes vasculares cerebrais, mataram mais pessoas naquele ano do que todos os tipos de câncer somados e todas as doenças obstrutivas respiratórias combinadas.

Entre 2017 e 2020, 127,9 milhões de adultos americanos foram acometidos de alguma forma de doença cardiovascular.

Entre 2019 e 2020, os custos diretos e indiretos com cardiopatias somaram 422,3 bilhões de dólares (254,3 bilhões de dólares em custos diretos e 168 bilhões de dólares em perda de produtividade/mortalidade).

Em 2021, nos Estados Unidos, a obstrução das coronárias foi a principal causa de mortes (40,3%) atribuíveis ao coração, seguida pelos AVCs (17,5%), outras doenças cardiovasculares (17,1%), hipertensão arterial (13,4%), insuficiência cardíaca (9,1%) e doenças das artérias (2,6%).

As DCV representaram 12% do total das despesas de saúde nos Estados Unidos entre 2019 e 2020, mais do que qualquer outro grupo de diagnóstico importante.

A doença coronariana é responsável por aproximadamente 610 mil mortes por ano (estimativa de uma em cada quatro) e é causa líder de óbitos nos Estados Unidos.

No mundo, o coração ceifou a vida de aproximadamente 19,91 milhões de pessoas em 2021. Neste mesmo ano, o AVC foi responsável por uma em cada 21 mortes, a terceira maior causa de morte no mundo, o que corresponde a 17,8 milhões de mortes por ano. Este é um montante absurdo considerando-se ser esta uma doença que, embora incapacitante, é passível de prevenção.

Quarenta por cento ou mais dos coronarianos têm como primeiro sinal ou sintoma a morte súbita (menos de seis horas do início dos sintomas), ou seja, o paciente não consegue sequer ser atendido por um médico. Completando estes dados, tem-se ainda que 50% das mortes na população geral e mais de 60% entre aqueles com idade superior a 65 anos são atribuídas à doença coronariana.

Dados mostram que 20% dos óbitos tinham sido devido a fatores ambientais, 20% a fatores biológicos e 10% a cuidados inadequados com a saúde. Diante desse quadro, foram recomendadas aos americanos medidas que poderiam melhorar a perspectiva de boa saúde, tais como:

- eliminação do hábito de fumar;
- redução do consumo de álcool;
- alterações moderadas nos hábitos alimentares, para reduzir o excessivo consumo de gordura, sal e açúcar;
- controle do colesterol;
- atividade física regular na maioria dos dias da semana;
- boas noites de sono;
- diminuição do grau de ansiedade;
- avaliações médicas temporárias, a intervalos determinados por idade, sexo, histórico familiar e presença de fatores de risco.

Assim, sete entre dez causas de óbito mais comuns nos Estados Unidos poderiam ser reduzidas substancialmente, juntando-se a essas medidas a administração de medicação ao tratamento da hipertensão arterial.

As pesquisas mostram que a incidência da doença vem diminuindo em países mais desenvolvidos e com maior Produto Interno Bruto (PIB), enquanto cresce naqueles menos desenvolvidos, bem como a mortalidade é menor entre orientais do que entre ocidentais. Enquanto no Leste Europeu países como Polônia e a antiga Iugoslávia veem aumentadas suas taxas de mortalidade, na Suécia e na Austrália houve diminuição de 54% entre os homens e de 52% entre as mulheres; além disso, foi observado que, quanto maior ou mais robusto o poder aquisitivo e o grau de esclarecimento da classe, maior foi a queda do percentual estudado. Tal diminuição foi atribuída à redução do número de fumantes, de ingestão de gorduras (em 30%) e dos níveis sanguíneos do colesterol.

Diferenças de cultura, raça, hábitos, sexo e genéticas contribuem para a formação dos diversos perfis em relação ao coração. Um homem americano tem cinco vezes mais chance de morrer do coração que um japonês. Estudos realizados entre japoneses que migraram para o Havaí ou a Califórnia mostraram que, ao assimilar hábitos americanos, eles passaram a correr os mesmos riscos da população daqueles locais. Já americanos que se mudaram para o Japão continuaram com o mesmo alto risco por não assumirem hábitos japoneses.

Em países como Alemanha, Áustria, França e Dinamarca ainda se observa aumento nos índices de mortalidade por coronariopatia. Na Finlândia, um dos países com maiores índices de mortalidade por doença coronariana (Irlanda do Norte e Escócia são os dois primeiros), a partir de 1970 os índices têm decrescido, em parte pelo intenso trabalho de prevenção instituído na província de Carélia do Norte. Este controle mostrou que, para cada 10% de diminuição dos níveis de colesterol, há diminuição de 24% na taxa de mortalidade. Na Noruega, num grupo tratado que reduziu o colesterol sanguíneo, houve diminuição de 47% em relação a infarto e morte súbita se comparado com o grupo de controle (que não seguiu qualquer recomendação). Contribuíram para isso, em 60%, a diminuição dos níveis de colesterol e, em 25 %, a redução do tabagismo.

Os países que estão na dianteira do controle e do combate à doença coronariana, e também constituem os centros dos melhores estudos, são Estados Unidos, França, Inglaterra, Austrália e Finlândia. A França lançou há muito uma campanha de controle do colesterol enquanto os Estados Unidos só lançaram a sua seis anos depois. Outros países, como Rússia e Itália, já têm campanhas semelhantes.

Em Madri, um trabalho realizado com 2.419 crianças demonstrou existir correlação entre os fatores de risco de seus pais e os delas próprias.

A Grécia, país não alinhado entre os grandes, tem baixa incidência de doença coronariana, acredita-se que em razão de alimentação pobre em gordura saturada. Na Nova Zelândia, 40 a 50% do declínio observado em relação à mortalidade coronariana podem ser atribuídos a mudanças no nível do colesterol sanguíneo e à redução do consumo de tabaco.

Na Grã-Bretanha ocorrem 170 mil mortes ao ano por coronariopatia, o que representa 1/3 de todos os óbitos do sexo masculino e 1/4 dos do sexo feminino, a cada três minutos alguém morre de causas cardíacas e 7,6 milhões de britânicos vivem com doenças cardíacas.

Já a China é um país com baixos índices da doença, a qual chegou até lá com a industrialização. Ainda assim, a incidência é de 1/8 a 1/4 em relação a países ocidentais. Os chineses fumam menos, têm menos hipertensão arterial e diabetes. A mortalidade por doença coronariana atinge de duzentas a seiscentas pessoas em cada 100 mil, e é apenas a décima parte daquela registrada em países como Áustria, Canadá ou Estados Unidos.

Na Rússia, as pesquisas apontam que 26% das crianças de Moscou têm a taxa de colesterol igual ou superior a 200. Outros dados são alarmantes: 32% de rapazes e 16% de moças, entre 15 e 16 anos, fumam. Em Kiev (Ucrânia) dá-se um fato curioso: lá, a incidência maior da doença é entre habitantes da zona rural, o que também se observa na Polônia.

Em Israel, país onde a população vive em estresse constante com as ameaças de guerra, fuma-se muito e os índices de doença coronariana entre os jovens são altos. Em função disso, foi desenvolvido um trabalho visando a um atendimento mais rápido e eficiente para a fase aguda do infarto. A técnica utilizada foi muito facilitada pelo fato de a medicina ser socializada, o que permite que cada consultório de cardiologista se transforme em um braço avançado dos hospitais. O paciente, então, é socorrido prontamente e o tratamento tem início quase imediato.

No Brasil, a mortalidade por doença coronariana fez curva ascendente até 1970, quando apresentou discreta queda, que alguns acreditam ser devido à melhoria na qualidade do tratamento. Aqui, 40% morrem na primeira hora do início dos sintomas, por não possuirmos um sistema rápido de ambulâncias que funcionem com paramédicos. Nossos dados mostram uma mortalidade superior nas regiões Sul e Sudeste, com São Paulo e Rio de Janeiro equiparando-se aos 27 países mais industrializados.

A incidência no Brasil é maior nos grandes centros urbanos. Dados de São Paulo revelam que 39,9% das mortes súbitas foram de origem coronariana, 15,9% devido a doença vascular cerebral e 65% a doença cardíaca hipertensiva, o que confere com os números internacionais.

As doenças cardiovasculares são a principal causa de morte no Brasil. Após uma breve perda da dianteira em 2021 para a covid-19, que naquele ano causou 411 mil óbitos, as enfermidades do coração e do sistema circulatório retomaram a liderança. De acordo com os dados do relatório "Carga global de doenças e fatores de risco cardiovasculares" mais recente, publicado em dezembro de 2023 no *Journal of the American College of Cardiology*, um conjunto de 18 doenças cardiovasculares tirou a vida de aproximadamente 400 mil brasileiros em 2022, quase o equivalente ao total de mortos no pior ano da pandemia do novo coronavírus.

Dois problemas responderam, sozinhos, pela grande maioria (76%) dos óbitos em 2022: o infarto do miocárdio e as diferentes formas de acidente vascular cerebral (AVC). Foram 170,5 mil óbitos pelo problema cardíaco e 138,4 mil por AVC.

Existem, no entanto, fatores que independem do lugar onde se vive. É o caso, por exemplo, de filhos de pais que faleceram por doença coronariana (principalmente em idade jovem: 55 anos para o homem e 65 para mulher), que apresentam um risco 30% maior de ter a doença. Além de ter uma linha familiar, de alguma forma a doença pode ser hereditária quando está associada ao diabetes ou à forma familiar de hipercolesterolemia.

Neste caso, a mãe parece ter um peso maior em relação ao aumento de risco para os filhos.

São os países economicamente mais desenvolvidos que apresentam as maiores campanhas e colhem os melhores resultados com a prevenção. Os americanos, que raciocinam sempre tendo como foco a relação entre custo e benefício, investem muito na prevenção, pois sabem que tratar é mais dispendioso.

Mesmo sendo responsável por 26% das doenças coronarianas, o cigarro não é tratado atualmente, em nosso país, com o rigor que merecia. É infelizmente muito comum um adolescente ser fumante porque os pais o são. Trata-se de uma questão de educação comportamental. Para piorar a situação, houve o advento dos cigarros eletrônicos, conhecidos como vapes, que, apesar de proibidos no país, podem ser facilmente encontrados nas ruas e são cada vez mais utilizados pelos jovens que ignoram os seus riscos, ao menos semelhantes aos do cigarro normal.

Com a evolução da tecnologia, que permite um diagnóstico mais preciso, e as novas armas para o tratamento, observa-se um aumento na expectativa de vida dos acometidos por cardiopatias. Hoje oferecemos soluções a pacientes que antes não tinham opção por terem idade avançada ou àqueles cujas complicações eram de difícil diagnóstico e que poderiam ter morte súbita.

3

ISQUEMIA SILENCIOSA

A isquemia silenciosa veio modificar em muito a nossa posição frente à doença coronariana. Antes, quando um paciente nos procurava com dor no peito, fazíamos o diagnóstico, prescrevíamos a medicação e nos tranquilizávamos quando ele retornava alegando ausência de sintomas. Hoje, não é mais este o procedimento e necessitamos de dados que mostrem a análise funcional do paciente para que saibamos se, além de bem medicado, ele está de fato protegido. Para isso contamos com o teste de esforço, o ecocardiograma de esforço de estresse e testes com medicina nuclear.

Devemos ter cuidado com a falsa impressão de melhora do paciente, que, na verdade, deixa de realizar o grau de esforço ou tipo de atividade que lhe provoca sintomas. Muitas vezes o paciente alega ter melhorado ou até mesmo não sentir mais dor, porém, quando perguntamos sobre suas atividades, ele afirma, por exemplo, que está caminhando menos ou mais devagar.

Nossa função é proporcionar a melhor qualidade de vida ao paciente, com a menor limitação possível. O contrário seria apenas prolongar a vida em detrimento de sua qualidade, que deve ser perseguida incessantemente. A outra forma de apresentação da doença coronariana é o infarto agudo do miocárdio, cuja diferença básica em relação à angina é que neste caso a isquemia foi intensa e contínua, levando à morte de algumas células do músculo cardíaco.

Pesquisas mostram que a maioria dos infartos ocorre por obstrução de artérias com pequenas placas de colesterol, que podem passar despercebidas pela maioria dos exames preventivos. Então, uma pessoa pode ser assintomática, ter um eletrocardiograma de repouso normal, fazer teste ergométrico também normal, ter boa capacidade física e ser portadora da doença, e aí? A angiotomografia coronária é uma opção atual para alguns pacientes.

O que acontece na maioria dos infartos é que, sobre uma placa de colesterol que sofre uma ruptura, assesta-se um trombo sanguíneo associado a um aumento das contrações das paredes da artéria, que interrompe completamente o fluxo de sangue para determinada região do miocárdio. A consequência é a morte de um grupo de células, sendo que há lise espontânea do coágulo em aproximadamente 14% dos casos na primeira hora após a instalação do infarto, ou seja, o próprio organismo se defende e dissolve o coágulo, o que interrompe o seu curso. Tal fato veio modificar substancialmente o tratamento da fase aguda em relação ao passado. Ou seja, o que precisamos fazer no menor espaço de tempo possível é permitir o fluxo normal de sangue pela artéria afetada e, com isso, interromper o processo de morte celular.

Existem três maneiras principais de diagnosticar um infarto, que podem ser realizadas, ou apresentadas, junto ou separadamente:

1. o eletrocardiograma mostra alterações características na fase aguda, podendo levar sinais de uma cicatriz para o resto da vida, o que acontece na maioria dos casos. Em infartos menores, porém, o eletrocardiograma pode não apresentar as alterações clássicas — mas existem infartos chamados sem supra que não apresentam as alterações características daqueles chamados com supra e que requerem diferentes abordagens de tratamento;
2. as enzimas, a principal delas é a troponina de alta sensibilidade, não específica para o coração,

mas bastante sensível nos casos de infarto, que são substâncias liberadas na corrente sanguínea quando há morte celular, fazem uma curva característica, mas também podem não se alterar em pequenos infartos;
3. o sintoma dor, que quando é típica coronariana e dura mais de trinta minutos consecutivos, pode caracterizar um infarto por si só.

Em caso de dúvida, ou quando se quer comprovar a presença de um infarto que só conta com o histórico, a ressonância magnética do coração, com o marcador gadolínio, pode ser uma excelente opção para esclarecer se houve infarto ou outro tipo de acometimento que leve a uma fibrose (cicatriz) e ou edema.

Há um período, do início dos sintomas até seis horas depois, chamado "janela de ouro". Porém, o ideal seria o prazo de uma hora do início dos sintomas para o começo do tratamento, quando, modernamente, se consegue oferecer as melhores condições para reverter o processo, ou interromper o curso do infarto. Isso é feito por meio de substâncias trombolíticas (dissolvem o trombo formado sobre a placa de colesterol) cuja administração se dá por via endovenosa e é seguida por outros procedimentos terapêuticos invasivos ou não, dependendo do quadro clínico de cada paciente. A trombólise permite o recomeço do fluxo sanguíneo, fazendo com que a região afetada volte a receber oxigênio, e a interrupção do processo de morte celular. Quanto mais cedo tais providências são tomadas, menos dano definitivo ocorrerá.

No entanto, na modalidade de infarto com supradesnível do segmento ST-T no eletrocardiograma, denotando um acometimento de maiores proporções, o tratamento ideal é levar o paciente para a sala de hemodinâmica e, por meio de um cateterismo cardíaco, fazer o diagnóstico definitivo da artéria comprometida, seguido do tratamento com implante de stent intracoronário, quando indicado.

De modo geral, um paciente infartado sem nenhuma complicação fica de dois a três dias numa unidade de tratamento intensivo ou coronariana e completa um período total de mais ou menos cinco a sete dias de internação, quando, então, deve ir para casa. Durante trinta ou quarenta dias não deve fazer esforço físico maior, pois é o período da cicatrização, mas a reabilitação já deve ter início no próprio hospital.

A dor do infarto do miocárdio não é exatamente igual para todos. Para alguns pode ser intensa, para outros, moderada ou às vezes nem existir. Em alguns casos, ela é interpretada erroneamente como indigestão, gastrite ou úlcera, principalmente no infarto da parede inferior do coração, que é acompanhado, frequentemente, de vômitos, náusea e dor abdominal. Classicamente, os sintomas iniciais do infarto agudo do miocárdio são pressão, peso, desconforto, um aperto ou dor no centro do peito que não dura mais de dois minutos e que pode se espalhar para ombros, pescoço, braços, mandíbulas, dentes ou costas.

Em momento de esforço muito grande, aborrecimento ou emoção forte, pode haver uma obstrução total da passagem de sangue na artéria, capaz de levar ao infarto. Entretanto, o infarto talvez pudesse ocorrer independentemente desses acontecimentos. Ele estava a caminho e, por algum motivo naquele dia, eclodiu, mas a doença já existia havia muito tempo e, provavelmente, o infarto viria mais cedo ou mais tarde. A única possibilidade de a doença ter surgido somente naquele momento é quando existe espasmo coronário isolado, provocado por cigarro, frio, cocaína, exercício físico ou ter fundo emocional.

O episódio do infarto ou da angina apenas faz com que a doença se torne um sintoma. Mais rara é a presença de outra forma de coronariopatia não obstrutiva: são as arterites por processo inflamatório e/ou imunológico.

Há na história da doença coronariana um fator bastante interessante. Chama-se ciclo circadiano ou nictemérico, ou seja, existem períodos durante o dia em que são mais frequentes as intercorrências da doença. O pico dos eventos coronarianos agudos (infarto, angina ou morte súbita) se dá nas primeiras duas horas após o paciente ter acordado, com um pique por volta das nove horas da manhã (em torno de 44%), fato, entretanto, não observado em diabéticos. Há também outro pico, porém bem menor, no início da noite (entre 18-19 horas), sendo que é por volta de 23 horas que se observa a maioria dos eventos coronarianos agudos. As explicações seriam: um aumento da adesividade plaquetária na parte inicial da manhã, o que implica uma maior propensão à formação de trombos e também maior liberação de substâncias chamadas catecolaminas entre seis e nove horas da manhã, o que aumentaria o tônus coronariano. Por esta razão, alguns remédios são usados nesta faixa do dia, e alguns deles conseguem diminuir ou mesmo abolir este pico matutino.

A doença coronariana não oferece cura, todas as formas de tratamento estão sujeitas a recidivas ou progressão da doença, mas o controle bem feito pode atenuar seu curso. Deve-se ter preocupação constante com relação aos aceleradores da aterosclerose, que são os chamados fatores de risco para doença coronariana, que serão tratados a seguir. É definitivo que os três maiores fatores de risco, o colesterol alto, a pressão arterial alta e o tabagismo, identificam o grande número de pacientes que têm até quatro vezes mais risco de morrer por coronariopatia.

Estima-se que 80% das mortes poderiam ser prevenidas se controlássemos os fatores de risco e fizéssemos o diagnóstico precoce da presença das obstruções coronarianas, silenciosas por algum tempo.

Em resumo, você pode ter a doença e não ter sintomas até que ocorra o infarto ou uma morte súbita.

4

OS FATORES DE RISCO

Por que a prevenção é mais importante que o melhor e mais caro tratamento? Porque prevenir salva vidas, melhora nossa qualidade de vida e pode economizar dinheiro no longo prazo. Exames médicos periódicos são importantes porque também nos permitem a comparação de eletrocardiograma, teste ergométrico, cintilografia etc.

Não podemos esquecer que a saúde física está ligada à saúde mental e que as duas devem ser encaradas como um todo para que se possa romper um círculo vicioso em que uma agrava a outra. Também é importante lembrar a influência de fatores como tipo de trabalho, ambiente, convívio com família e amigos, status econômico, altitude e clima (o frio agrava os quadros isquêmicos). Note que a presença de mais de um fator de risco num mesmo indivíduo não contribui simplesmente como soma, e sim como multiplicação do risco.

Um interessante estudo com mais de 5 mil indivíduos com 80 anos ou mais revelou que aqueles com melhores índices de adesão a um estilo de vida saudável eram os que mais provavelmente atingiriam 100 anos quando comparados aos com menos adesão. Não se podem esperar efeitos visíveis imediatos para as mudanças instituídas, sejam quantas forem as medidas tomadas em relação à conduta pessoal. Certamente é o controle ou agravamento da doença coronariana que nos permite acreditar na possibilidade de declínio vertiginoso e contínuo da doença e/ou suas complicações, como morte súbita, infarto agudo do miocárdio ou miocardiopatia isquêmica.

Para o coração, existem fatores de risco ditos não modificáveis, como sexo (homem mais que mulher), idade (quanto mais idoso, maior a chance), histórico familiar (de morte súbita ou doença coronariana, angina ou infarto em vários membros consanguíneos e principalmente em idade jovem) e raça (entre os brancos a incidência é maior).

Os fatores de risco ditos modificáveis são: a hipertensão arterial, o tabagismo, o diabetes melito, o colesterol total alto, o LDL colesterol alto, o HDL colesterol baixo, o sedentarismo, a obesidade, o sono e o perfil psicológico. Devem-se considerar com maior risco de apresentar aterosclerose coronariana os pacientes portadores de doença vascular cerebral ou periférica (como exemplo, as obstruções arteriais de membros inferiores). Exigimos índices ideais dos já portadores da doença, dos pacientes com grande histórico familiar ou ainda daqueles que têm associados dois ou mais fatores maiores ou três ou mais fatores menores (obesidade, sedentarismo e perfil psicológico), daqueles com fatores de risco isolados e sem histórico familiar, exigimos níveis aceitáveis (normais), também chamados *borderline*. Excessos na dieta, principalmente de calorias e/ou gorduras, contribuem em 22% para o índice geral de mortalidade e não apenas para aquelas referentes à insuficiência coronária.

Pesquisei e publiquei um trabalho em que avaliei 236 pacientes com obstruções de coronárias em idade jovem, entre 17 e 45 anos. Os dados obtidos mostraram que 80% deles tinham três ou mais fatores de risco e 58%, quatro ou mais. Portanto, um grupo cujo curso da doença é mais grave, levando à morte ou incapacitação, poderia facilmente ser detectado antes de um evento agudo. Nestes indivíduos, a gravidade costuma ser maior não porque há maior incidência da doença no corpo, pelo contrário, costumam ter menos artérias acometidas, mas frequentemente são as mais importantes.

Como a doença tem um curso mais rápido, o organismo não tem tempo para tentar defender-se aumentando o fluxo nas artérias colaterais, como é comum acontecer nos mais velhos, nos quais a doença se manifestou há mais tempo.

Pacientes com doença cerebrovascular (placas de colesterol nas carótidas – artérias do pescoço, presença de isquemia cerebral transitória) ou vascular periférica (obstrução de artérias das pernas) têm grande probabilidade de ter obstrução das coronárias.

Nesta batalha contra a doença coronariana, médico e paciente são os maiores aliados. Ao paciente devem ser fornecidas todas as informações, com explicações claras e alertas para os riscos. Alguns alegam não se importar com a morte, por já terem criado os filhos, terem perdido alguém querido ou não terem mais perspectivas. Tentamos então convencer esses pacientes de que o risco maior não é a morte, e sim a dor que impossibilita uma vida com qualidade e até mesmo autonomia e/ou a falta de ar limitante. Portanto, precisamos saber quem é o inimigo, onde está e qual o seu poder de fogo para conseguir combatê-lo com mais eficácia. Espera-se de médicos, e especialmente de cardiologistas, que sejam agentes de divulgação dos perigos e das soluções da doença coronariana. Neste sentido, obtive dados preocupantes a partir de uma pesquisa realizada junto a 133 médicos cardiologistas. Cruzamos a análise de um formulário, no qual perguntávamos a esses profissionais sobre atividade física, hábitos alimentares, histórico familiar, perfil do risco cardiológico pessoal, com a análise do colesterol sanguíneo e dados como pressão arterial, peso corporal e frequência cardíaca. Os resultados foram os seguintes:

- 37,6% fumantes ou ex-fumantes;
- 42,9% sedentários;
- 72,1% consumidores moderados a grandes de gordura e açúcar;
- 75,9% consumidores moderados a grandes de sal.

Outras conclusões:
- há relação definitiva entre a elevação do peso corporal e o aumento da pressão arterial sistólica (máxima) e diastólica (mínima);
- a frequência cardíaca é maior nas pessoas obesas (o coração bate mais rápido e, portanto, gasta mais energia);
- o coração também bate mais rápido nos fumantes e sedentários.

Algumas particularidades podem explicar, ao menos em parte, os dados obtidos. O médico brasileiro das grandes cidades, principalmente do Rio de Janeiro, em geral precisa exercer sua profissão em mais de um local de trabalho, às vezes deslocando-se a grandes distâncias por um salário quase sempre incompatível. Estes profissionais acumulam um grande estresse pela vivência com uma população carente e pouco instruída. Recebem ainda um grande volume de informações nacionais ou internacionais que requerem no mínimo o domínio da língua inglesa e tempo e tranquilidade para análise. Assim, o tempo passa a ser escasso, a atividade física fica relegada a segundo plano, os sanduíches ganham terreno e a ansiedade pode elevar a pressão e contribuir para um aumento do risco.

DROGAS

A cocaína vem tendo um papel cada vez mais significativo no dia a dia da doença coronariana. Ao longo dos anos, vi pessoalmente um bom número de pacientes jovens (de 22 a 34 anos) sofrer um acometimento coronariano agudo provocado pelo uso de cocaína. Alguns morrem subitamente por ter maior vulnerabilidade à droga. Parece existir mais de uma forma de a cocaína agir na doença coronariana; ela pode provocar tanto arritmias cardíacas (com morte súbita) como espasmo de coronária (levando à angina e/ou ao infarto) em pacientes que não têm absolutamente qualquer obstrução coronariana, principalmente os mais jovens e aqueles que dela fazem uso esporádico. A cocaína também tem a propriedade de acelerar a formação do trombo e a própria doença aterosclerótica, antecipando em anos seu aparecimento. Existem dados convincentes de que a cocaína exerce efeito direto na musculatura vascular, o que provoca o espasmo. Nesses casos, a doença coronariana pode ocorrer na ausência de qualquer doença cardíaca preexistente e não está limitada ao uso de doses maciças.

A observação clínica mais frequente, na relação do uso da cocaína com o coração, é o infarto agudo do miocárdio, geralmente em idade jovem (média de 32 anos), sendo que em 1/3 desses casos as pessoas têm artérias coronárias normais, ou seja, o infarto ocorre geralmente só por espasmo. Parece que, além do fator direto, a cocaína precipita uma diminuição no limiar de espasmo coronariano focal. A formação do trombo, de alguma maneira propiciada pela cocaína, está ligada com bastante frequência à presença de morte súbita. Existem ainda casos em que os pacientes já apresentam severo estreitamento da artéria coronária por placas ateroscleróticas, que, no caso dos consumidores de cocaína, é mais extensa, as placas são maiores, estreitam mais a parede da artéria, ocluindo-a. A sequência possível é espasmo seguido de formação do trombo, ou seja, evolução diferente da usual, que é fissura ou ruptura da placa aterosclerótica e aí sim, espasmo, formação de trombo e infarto.

É importante notar que alguns desses pacientes têm predisposição para o espasmo, que pode ocorrer mesmo entre aqueles que nunca o tiveram; algumas drogas previnem o aparecimento do espasmo.

A cocaína também pode infiltrar-se na musculatura do coração, enfraquecendo-a e fazendo com que seja mais difícil desempenhar a sua função. Outro grande problema decorrente do uso de cocaína são as arritmias. As taquicardias supraventriculares em pessoas portadoras da doença ocasionam descompasso entre oferta e consumo de oxigênio, provocando infarto ou episódios de angina. Por ser uma droga bastante arritmogênica, estão descritos quadros de assistolia e fibrilação ventricular, que representam parada cardiorrespiratória. O coração em assistolia encontra-se completamente parado, não se contrai; já em estado de fibrilação ventricular, o coração fibrila, ou seja, as fibras musculares se estimulam tanto que apenas tremem e não contraem. Estas são as duas formas de paradas cardiovasculares e também os dois quadros responsáveis por morte súbita pelo uso de cocaína. Cada uma dessas ocorrências precisa de tratamento diferente para reversão do quadro, sendo que na fibrilação pode ser usado o choque elétrico, enquanto que na assistolia este não tem sentido. Além do efeito direto no vaso, a cocaína possui efeito sistêmico, aumentando a doença cardíaca e fazendo piorar o quadro de insuficiência cardíaca.

Observa-se também o aumento de risco de doença coronariana com o uso dos esteroides anabolizantes, muito usados hoje em dia por atletas de competição (é bastante conhecido o caso do corredor canadense Ben Johnson) para aumentar a capacitação para os esportes ou fortalecer os músculos. Trabalhos mostram que estes anabolizantes ocasionam queda dramática nas concentrações de HDL colesterol e aumento das concentrações de LDL colesterol em torno de 30%.

As intervenções para modificar o curso da doença coronariana devem-se basear no controle do tabagismo, da pressão arterial e do consumo de gorduras, o que deve ser feito por meio de cinco mecanismos principais: educação médica, educação de saúde, avaliação (pesquisar pessoas com maior risco), programas de hipertensão, intensificação de tratamento e reabilitação. É da maior importância que se tenha consciência de que as mortes decorrentes de doença coronariana são mais incidentes em pessoas sem quadro clínico abertamente provado, na proporção de 70 a 75% a mais.

A doença coronariana é a maior causadora de morte em adultos acima de 45 anos e provavelmente a mais frequente causa de morte súbita em pessoas aparentemente saudáveis. Entre atletas de competição, maratonistas, corredores etc., principalmente com idade acima de 35 anos, metade dos que têm morte súbita não experimentaram qualquer tipo de sintoma durante sua atividade física. Cinquenta por cento das mortes súbitas em homens e 54% em mulheres ocorrem sem nenhum sinal prévio da doença coronariana, e 18% dos infartos no homem e 24% nas mulheres se apresentam como morte súbita.

Com relação à modificação dos fatores de risco, trabalho prospectivo realizado pela Escola Médica de Harvard com americanos de até 35 anos apontou os seguintes resultados:

Homens:
- fumantes podem ganhar 2,3 anos em média se pararem de fumar;
- hipertensos podem ganhar entre 1,1 e 5,3 anos se reduzirem a pressão mínima a 88mgHg;
- aqueles com colesterol alto, de 0,5 a 4,2 anos se o baixarem para 200 (mas hoje adaptamos os valores desejáveis do LDL colesterol ao quadro do paciente);

- obesos, de 0,7 a 1,7 ano se chegarem ao seu peso ideal.

Mulheres:
- 2,8 anos se pararem de fumar;
- 0,9 a 5,7 anos diminuindo a pressão;
- 0,4 a 6,3 anos diminuindo o colesterol;
- 0,5 a 1,1 ano perdendo peso.

Além disso, caso se elimine a mortalidade por doença coronariana, o estudo estima um aumento da expectativa de vida em 3,1 anos para o homem e em 3,3 anos para a mulher. É importante notar que as medidas preventivas nesse estudo só seriam iniciadas a partir dos 35 anos e que estes dados são para a população de modo geral, lembrando que a combinação de fatores acarreta mais risco e que o ganho é de acordo com o montante de correção efetuado. Não são levados em conta fatores de risco não modificáveis, que agravam os riscos. Este trabalho revela, portanto, ganhos substanciais para os de maior risco.

Um outro autor, Cohen, estimou a diminuição da expectativa de vida no homem cardiopata em 6,3 anos e na mulher, 5,4 anos. Também em relação ao tabagismo, de 5,9 a 6,2 anos para o homem e entre 1,2 e 2,2 anos para a mulher. Ter 30% a mais do que o peso ideal pode diminuir o tempo de vida em 3,6 anos e se o excesso for de 20%, 2,5 anos.

Não se pode esquecer de que aqui falamos de tempo, porém a qualidade de vida também faz parte deste balanço.

Para se ter uma ideia dos benefícios da prevenção das doenças cardiovasculares e como isto é importante desde a infância, relato dados de alguns estudos que publiquei em revistas científicas no Brasil e no exterior. Na avaliação de um grupo de 343 crianças, parte estudantes de escolas públicas e parte de privadas, aqueles destas últimas, onde existem cantinas, na maioria das vezes terceirizadas, praticam muito menos atividade física no dia a dia e apresentam colesterol e sua partícula LDL maiores que os dos alunos das instituições públicas, que vão e voltam da escola a pé e cujas brincadeiras incluem atividades físicas como futebol, pega-pega etc.

5

HIPERTENSÃO E SUA CORRELAÇÃO COM A DOENÇA CORONARIANA

Um em cada seis americanos é hipertenso e, por aqui, um em cada quatro. De acordo com a nossa experiência, afirmamos que a hipertensão tem um problema básico em relação à descoberta e ao tratamento. Boa parte dos pacientes com hipertensão arterial não tem sintomas, e então acredita na velha máxima popular de que quando não se sente nada, não se deve procurar nada, ou pior, nada está acontecendo – o que é um equívoco. A hipertensão arterial funciona como um cupim: vai causando estragos por dentro e quando se exterioriza poderá já ter ocasionado danos irreversíveis.

Entre os negros norte-americanos, a proporção de hipertensos é de um para quatro. Notamos que os negros desenvolvem hipertensão arterial com mais frequência (geralmente duas vezes mais) e mais precocemente que os brancos e, em geral, essa alteração na pressão tem características próprias: é mais severa e de mais difícil controle, considerando que nem todos os remédios são eficazes nesta população. Os negros hipertensos são mais propensos à doença e ao acidente vascular cerebral ou à insuficiência cardíaca congestiva. Alguns trabalhos mostram a maior incidência de doença coronariana no branco em relação ao negro. Outros, porém, apontam que os negros têm pelo menos uma incidência similar à nos brancos, porém o dano renal pode ser de 18 a vinte vezes maior em negros hipertensos em relação a brancos.

A pressão arterial mínima, ou diastólica, seria a pressão dentro das artérias se o coração estivesse parado. A pressão arterial máxima, ou sistólica, é a da contração do coração.

A hipertensão arterial cria condições, na parede da artéria, para o desenvolvimento dos ateromas, formando placas de colesterol. Os riscos de dano cardiovascular são tão frequentes no homem quanto na mulher e são maiores quanto maior for a pressão arterial sistólica. Nas elevações patológicas de pressão arterial, as pessoas mais velhas têm risco de complicações maiores do que as mais jovens. Um paciente com hipertensão arterial tem duas vezes mais chance de morte súbita, doença coronariana ou infarto do miocárdio do que aqueles com pressão normal, e quatro vezes mais chance de acidente vascular cerebral.

É importante saber que mais da metade das mortes por pressão alta são devido à hipertensão arterial leve, ou seja, com pressão diastólica entre 90 e 104mm de mercúrio. Existe considerável possibilidade de que, num período relativamente curto, os pacientes com pressão arterial levemente aumentada passarão a tê-la de moderada a alta.

Até recentemente se achava que a pressão arterial mínima era o indicador de maior risco; hoje em dia sabe-se que a máxima é que traz mais riscos em relação a acidente vascular cerebral e mortalidade total, principalmente a partir dos 50 anos, mas não a doença coronariana. Assim, o paciente com pressão arterial sistólica acima de 160 e diastólica abaixo de 95 tem 3,5 vezes mais chance de ter doença cardiovascular do que aquele com pressão diastólica abaixo de 110, por exemplo.

A classificação atual de pressão é: Estágio I de 130 a 139 de máxima e 80 a 89mmHg a mínima, neste caso o paciente deve ser aconselhado a melhorar seu estilo de vida e ficar atento ao sal e ao peso corporal; Estágio II pressão igual ou maior que 140 e 90mmHg. Uma queda de 5% na mínima ou 10% na máxima diminui em 30 a 40% o risco de AVC.

A hipertensão arterial trava uma verdadeira briga de foice com os órgãos por ela afetados. Pode lesar os rins, provocando insuficiência renal; o cérebro, levando a acidente vascular cerebral, e o coração, causando hipertrofia do ventrículo esquerdo, um dos maiores e mais importantes fatores de risco para doença coronariana. Seria como um soco em cada um destes órgãos a cada vez que a pressão sobe ou se mantém alta.

Respaldados por nossa prática, alertamos o paciente de hipertensão arterial para que nunca fique à espera de sinais e sintomas, que podem não se exteriorizar. É salutar, sem causar paranoia, aferição da pressão nos momentos de sintomas suspeitos ou, regularmente, uma a duas vezes na semana, dependendo de cada caso, mesmo na ausência de sintomas.

Outra preocupação, principalmente em relação a homens em fase sexual ativa, é não prescrever remédios que possam interferir nessa prática. Dispomos atualmente de várias drogas que não comprometem essa atividade ou o fazem em pequena medida, dependendo da dose e do indivíduo.

O tratamento da hipertensão arterial pode ser feito, nos casos de doença leve a moderada, apenas com medidas que chamamos de toalete, ou seja, emagrecimento de obesos, diminuição do consumo de sal, atividade física aeróbica regular (caminhar, pedalar, nadar), ter um sono relaxante com um número de horas satisfatório e diminuição do estresse emocional (as técnicas de relaxamento psicológico, como ioga, meditação e *tai chi chuan* são de grande valia). Com isso, às vezes conseguimos controlar boa parte dos hipertensos nessa circunstância sem o uso de drogas, mas tais medidas devem fazer parte do tratamento mesmo com o uso concomitante de medicação hipertensiva, pois só assim essa medicação poderá ser um dia diminuída ou suprimida. Vários estudos mostraram que na hipertensão moderada há significativa redução da mortalidade cardiovascular total e da morbidade, particularmente de causa cerebrovascular, por tratamento com terapia anti-hipertensiva. Entretanto, a redução dos eventos coronarianos ainda não tem sido tão bem-sucedida como a dos acidentes de origem cerebrovascular. A pressão alta, na presença de outros fatores de risco, pode ser um acelerador da aterosclerose coronária.

Em pacientes com hipercolesterolemia e hipertensão arterial, a combinação de medicação pode reduzir a presença de doença coronariana em qualquer idade em ambos os sexos. A hipertensão diastólica ou sistólica, lábil ou fixa, basal ou hiper-reativa contribui grandemente como fator de risco para a doença coronariana. Alguns trabalhos conseguem mostrar uma redução dos eventos coronarianos por um bom controle da hipertensão arterial, outros já não o fazem. Entre estes últimos, alguns só encontram 14% da diminuição do índice de mortalidade por coronariopatia em razão do melhor controle da pressão arterial. Algumas pesquisas, no entanto, podem ter falhado pelo uso de drogas que alteram outros fatores de risco (o colesterol, por exemplo) ou mesmo por não terem corrigido adequadamente fatores preexistentes, o que levou à conclusão de que o controle da hipertensão tem efeito consideravelmente menor na prevenção coronariana do que no acidente vascular cerebral. O tratamento da hipertensão sempre diminui o risco de acidente vascular cerebral. Já alguns estudos mais recentes apontam diminuição de 25% na morbidade por doença coronariana como resultado de melhor controle da pressão.

Há incidência de cerca de 800 mil acidentes vasculares cerebrais por ano nos Estados Unidos sendo que 1/4 deles é em pessoas que já tiveram um episódio prévio; já no Brasil, são mais de 100 mil por ano, com 12 óbitos por hora, o que se deve, principalmente, à ausência ou negligência de tratamento adequado. É um evento súbito, que pode ser de dois tipos: isquêmico ou hemorrágico (este último mais grave, com rotura arterial e sangramento e com alto índice de mortalidade), levando ao óbito ou a sequelas neurológicas permanentes. O índice de mortalidade é de 4,9% para os homens e 7,4% para as mulheres. Esses percentuais diminuíram

40% entre 1970 e 1980 na faixa de 35-74 anos, e se considera que 38% desta queda possam ser decorrentes da melhora do tratamento. Cinquenta por cento dos pacientes vítimas de acidente vascular cerebral morrem em seis meses. Ainda como consequências dos altos níveis de pressão estão a dissecção aórtica e a insuficiência renal. A dissecção aórtica consiste na formação de uma falsa luz entre camadas da parede da aorta. É um episódio agudo, que em alguns casos necessita cirurgia de urgência, com índice alto de mortalidade nas primeiras horas.

A elevação da pressão arterial é mais comum no homem até 55 anos, e daí em diante torna-se mais comum na mulher. Em 90 a 95% dos casos de hipertensão arterial, não encontramos razão para este acometimento. Alguns pacientes nos procuram dizendo que passaram a vida com problemas de pressão baixa, fazendo uso, inclusive, de medicação para isso, e de repente começam a ter pressão alta. Uma pessoa pode, durante boa parte da vida, ter hipotensão ou pressão arterial normal e, sem motivo claro, passar a ter hipertensão arterial chamada essencial.

Em apenas 5 a 10% dos casos, conseguimos uma explicação dos motivos da pressão alta – é a hipertensão secundária, que na maioria das vezes origina-se por alteração renal. Com a idade, há tendência fisiológica da elevação da pressão arterial sistólica, que pode ter seu pico entre os 70-80 anos. Deve-se atentar, porém, para o fato de algumas pessoas com hipertensão arterial terem hipotensão postural, o que significa pressão normal quando de pé e, neste caso, deve-se levar em conta a administração de medicação. A hipertensão arterial sistólica (somente a alta) deve ser tratada, pois alguns indicadores sugerem que ela predispõe a acidente vascular cerebral, principalmente nos mais idosos. A pressão arterial diastólica, em contrapartida, pode elevar-se até por volta dos 55 anos, sem, entretanto, atingir níveis patológicos que requeiram tratamento.

É importante assinalar que a pressão arterial varia de acordo com a posição do indivíduo, o que significa que se deve medir a pressão do paciente, pelo menos, nas posições de pé e deitado, que é o que sempre faço no consultório. Não é incomum encontrar, principalmente em pessoas idosas, hipertensão quando deitada e normotensão quando de pé. Tal paciente, portanto, não deverá ser tratado, pois fará hipotensão, cairá, passará mal e a pressão ficará baixa demais. Sempre que se afere a pressão arterial, deve-se levar em conta o tamanho do braço do paciente, pois se não tivermos uma braçadeira adequada a cada um, pessoas com braço obeso tenderão a ter pressão falseada para mais; aquelas com braço fino, uma pressão falseada para menos.

Na ausência de vários tamanhos de braçadeiras, uma técnica é verificar a pressão, em obesos, no antebraço, que será mais fiel que a no braço. Não devemos considerar um paciente hipertenso antes que tenhamos pelo menos três tomadas de pressão arterial alta em condições e dias diferentes. É possível que uma pessoa apresente pressão alta por problemas emocionais, pelo excesso de sal na dieta, por um episódio isolado e, no entanto, não ser portadora da doença. Como já dissemos, a hipertensão leva a hipertrofia miocárdica (as paredes do músculo cardíaco engrossam pela força que o coração precisa fazer para mandar o sangue para a aorta), processo que contribui como fator de risco para a aterosclerose coronariana. Talvez haja necessidade de um tratamento mais prolongado da hipertensão para que se possa apresentar dados benéficos em relação à diminuição da mortalidade e da morbidade da doença coronariana.

Os acidentes vasculares cerebrais podem ser causados pela hipertensão arterial, ao passo que a doença coronariana tem outros fatores causadores, como hipercolesterolemia, diabetes, obesidade, sedentarismo e tabagismo.

Alguns trabalhos mostram que a diminuição da pressão arterial diastólica, em 5 a 6mmHg, está associada a mais ou menos 35 a 40% de diminuição do acidente vascular cerebral e 20 a 25% da doença coronariana. A hipertensão arterial está associada ao uso de anticoncepcional oral e ao excesso de sal na comida (em razão do cloreto de sódio). Este elemento contido no sal de cozinha provoca retenção de água, aumentando o volume circulante e, por conseguinte, a pressão arterial. (Alimentos enlatados e em conserva costumam ter sal nos seus preservativos e outros são salgados por natureza, como azeitonas, embutidos, shoyu, alguns queijos etc.)

Não nos esqueçamos de que a pressão arterial é dinâmica, varia com a posição, a atividade física, o estado emocional e pode estar aumentada após as refeições, quando a pessoa está excitada ou imediatamente após o exercício físico. As flutuações dentro de determinados limites são aceitáveis; a partir daí tornam-se anormais.

O tratamento para hipertensão arterial é muito menos traumático e difícil do que as complicações da hipertensão arterial.

Alguns pacientes acreditam que, se tomarem a medicação anti-hipertensiva constantemente, sua pressão cairá cada vez mais. Trata-se de um equívoco. Ao encontrar o medicamento correto e a dose adequada, ela tende a estabilizar-se, podendo às vezes haver necessidade de pequenas correções. (Pacientes com melhor controle do estado emocional, ingerindo menos sal e diminuindo o peso corporal necessitam menos remédio.) No momento em que o paciente para de tomar a medicação, a tendência é de a pressão voltar a subir e, dependendo do medicamento, pode acontecer um fenômeno chamado rebote, em que a pressão sobe a níveis mais altos que os anteriores. Portanto, é importante que o paciente tome sempre a medicação anti-hipertensiva, mesmo quando está se sentindo bem. (Um paciente em férias chegou ao absurdo de parar de tomar a medicação. Ao chegar ao consultório, com a pressão mais alta do que anteriormente ao tratamento, alegou que se sentiu em férias também em relação aos remédios. Com isso, arriscou-se a um acidente vascular cerebral ou mesmo a um infarto agudo do miocárdio naquele que deveria ser seu período de maior tranquilidade.)

A hipertensão não tem cura, tem tratamento bom e eficaz moldado para cada paciente, portanto não é correto tomar remédio por um tempo e interromper, como numa infecção. Deve-se considerar que se a pressão ficou controlada, foi graças ao medicamento e à mudança no estilo de vida, e não à remissão. Esquecer-se de tomar uma dose ou faltar remédio numa viagem é perigoso e pode trazer consequências graves.

Hipertensão e obesidade estão estreitamente ligadas. Fizemos um trabalho no ano de 1990 que mostrava claramente a relação positiva entre aumentos e diminuições de peso e pressão (sistólica ou diastólica). Em relação ao peso, há uma expectativa de que, para cada quilo perdido, haja diminuição de 1mm de mercúrio das pressões máxima e mínima. Na Sibéria, há altos índices de mortalidade por doença arterial e obesidade. Na China, a mortalidade por doença coronariana é de apenas 10% daquela de Austrália, Estados Unidos e Canadá, porém a presença da mortalidade por acidente vascular cerebral é cinco vezes maior do que o infarto pela presença de hipertensão arterial.

Um trabalho realizado com estudantes de medicina, avaliados durante um período de 22,5 anos, mostrou que os magros que se tornaram obesos desenvolveram mais comumente hipertensão arterial. Outro trabalho, desta vez com 119 mil enfermeiras americanas, demonstrou que aquelas que tinham pressão alta tiveram 3,5 vezes mais frequência de doença coronariana e 2,6 mais de acidente vascular cerebral.

Um levantamento feito com crianças de pais hipertensos demonstrou a presença da doença em 67% das negras e 25% das brancas, o que afirma ser a relação familiar mais importante que a ambiental.

Há grande incidência de hipertensão entre pessoas que sofreram mudanças no seu habitat, seja por invasão dos civilizados (como os indígenas) ou mudança da zona rural para a urbana. As condições de trabalho também podem influenciar na manifestação da hipertensão arterial. Profissionais cujo trabalho exige muita atenção – controladores de voo, motoristas de ônibus – têm sido acometidos de hipertensão arterial com grande frequência. A emoção e a ansiedade estão bastante associadas à hipertensão arterial e certamente pioram ou aumentam os níveis. Pessoas expostas a barulho intenso (trabalhadores em tráfego, aeroporto, indústria etc.) também correm risco.

Uma pessoa hipertensa, que esteja com seus níveis tensionais sob controle pelo uso ou não de medicação, tem capacidade de desenvolver atividade diária normal, inclusive realizando exercícios físicos, o que é recomendado.

Outra prática muito frequente é a suspensão de medicação anti-hipertensiva em dia de festa, pois o paciente deseja fazer uso de bebida alcoólica. A grande maioria dos remédios não apresenta incompatibilidade com o uso concomitante de *moderadas* quantidades de álcool. Inversamente, a suspensão do remédio associada à libação alcoólica pode desencadear uma importante subida de pressão.

6

DIABETES MELITO

O diabetes melito (presença de altas taxas de glicose no sangue) é um dos mais importantes fatores de risco para doença coronariana, e pode-se até quase afirmar que todos os diabéticos serão coronariopatas. (Esta afirmação é tão real que faz sentido recomendar-lhes que tenham sempre, além do endocrinologista, o acompanhamento de um cardiologista.)

O coronariopata diabético tem características especiais. Nele, a doença costuma ser mais difusa, acometendo praticamente todas as artérias ou ainda (associada ou isoladamente) a microcirculação (artérias de pequeno calibre que não conseguem nem mesmo ser visualizadas pela angiocoronariografia).

No caso de a doença atingir as coronárias difusamente e/ou a microcirculação, o diagnóstico torna-se mais complexo, pois os exames têm mais dificuldade em mostrar sinais positivos da presença da doença e, na ausência do sintoma dor, algumas vezes só detectamos a diminuição de contração do músculo cardíaco como um todo.

O diabético é um dos poucos pacientes que podem infartar sem a presença de angina, a ponto de um número razoável de infartos ser diagnosticado em exames de rotina, por meio de relatos de mal-estar, sudorese intensa, cansaço, dor abdominal etc., que foram confundidos com sintomas de modificações nos níveis de glicose do sangue, mas que aparecem como cicatriz de infarto no eletrocardiograma, no ecocardiograma ou na ressonância magnética. Portanto, não é raro um diabético infartar e não ter consciência disso, vindo a descobrir tal fato em exame de rotina ou pelas complicações.

Em mulheres diabéticas, a presença de angina e/ou infarto é três vezes maior do que nas não diabéticas. Entre os homens, essa presença é duas vezes maior. Os diabéticos desenvolvem insuficiência coronariana dez a 12 anos mais cedo que os não diabéticos.

Pessoas com intolerância à glicose — antigamente pré-diabetes ou subclínico —, ou seja, as que possuem exame em jejum normal, porém curva glicêmica positiva, ainda que não em níveis de diabetes (dosa-se o sangue também após duas horas da ingestão de um líquido açucarado), correm os mesmos riscos do diabético declarado, principalmente a mulher, que só com essa alteração já apresenta mudanças significativas nos lipídios, com aumento dos triglicerídeos, aumento do LDL colesterol e baixa de HDL colesterol. Portanto, quem tem intolerância à glicose deve se considerar portador de fator de risco isolado na mesma proporção de diabéticos declarados.

Como em diabéticos observamos muitos outros fatores de risco (dislipidemia, hipertensão arterial, obesidade) e como o controle do diabetes não melhora o prognóstico da doença coronariana, é de suma importância que esses outros fatores presentes sejam controlados da maneira mais rigorosa possível, perseguindo níveis de excelência para todos. Aqueles com maior risco devem ter um controle rigoroso dos níveis do LDL colesterol com medicação e, se por acaso forem pacientes coronarianos, devemos ser mais rigorosos ainda perseguindo valores bem baixos.

No tratamento invasivo com angioplastia (stent) ou cirurgia de revascularização, os resultados com diabéticos são piores. Algumas das drogas utilizadas para o controle da doença coronariana ou hipertensão arterial em diabéticos podem induzir um descontrole, um aumento dos níveis de açúcar no sangue ou mesmo interferir nos sinais clínicos da queda da glicemia. Por este motivo, a atenção e o acompanhamento devem ser criteriosos. Não se pode esquecer que a hipoglicemia é mais deletéria ao coração que a hiperglicemia, pois aumenta o consumo de oxigênio. Na fase aguda da doença coronariana, é aconselhável evitar-se uma taxa de glicose muito baixa.

Os diabéticos desenvolvem aterosclerose mais rapidamente, a qual pode atingir todas as artérias (cardíacas, cerebrais, renais), os membros inferiores, as carótidas etc.

É importante que pacientes com histórico familiar de diabetes (principalmente se bilateral – família paterna e materna), com exame de glicose de jejum normal, realizem o de curva glicêmica, para que façamos um controle rigoroso de prevenção ao diabetes declarado.

Existem dois tipos de diabetes: o tipo I, também conhecido como juvenil ou insulinodependente, que costuma ser diagnosticado na infância (doença autoimune que destrói as células pancreáticas produtoras de insulina e por isso os portadores terão que tomar insulina sempre), e o que surge já na idade adulta, mais relacionado com a doença coronariana. Este pode ser controlado às vezes só com dieta, com diminuição da obesidade em direção ao peso ideal, ou com administração de hipoglicemiantes orais, injetáveis ou insulina.

Atualmente novas classes de medicamentos para o diabetes estão disponíveis gerando melhor controle do açúcar, menos efeitos colaterais importantes e apresentando a vantagem de terem efeitos protetivos para o coração e para os rins.

É sempre bom lembrar os sintomas clássicos do diabetes: ingestão excessiva de água, micção constante, vontade de comer alimentos doces e, apesar disso, às vezes emagrecimento. A obesidade piora o diabetes. É necessário ter cautela na administração de drogas para os fatores de risco da doença coronariana. Os diuréticos, por exemplo, podem aumentar a taxa de glicose no sangue.

Diabéticos fumantes têm risco redobrado de eventos coronarianos, sendo que aproximadamente 2/3 das mortes por doenças cardiovasculares em diabéticos podem ser atribuídas ao tabagismo. Existe, entretanto, pouca evidência de que um melhor controle da hiperglicemia reduza o risco individual de doença coronariana. Também em relação à isquemia silenciosa, esta parece ser mais comum em diabéticos e em pessoas idosas. Aproximadamente metade das pessoas com diabetes podem ter infarto sem dor.

Os diabéticos costumam ter pressão arterial mais alta, e o controle desta é mais difícil que nos não diabéticos. Exercícios físicos podem ter efeito protetor para o diabético, porém deve-se estar atento a possíveis episódios de hipoglicemia, e a melhor hora para praticá-los seria de uma a três horas após as refeições, quando a glicose está mais alta. O paciente diabético necessita de tratamento especial e acompanhamento mais frequente, que avalie com bastante zelo a sua sintomatologia. Deve submeter-se a exames periódicos de rotina, mesmo sem sinais ou sintomas de doença coronariana, além daqueles específicos da glicemia, os eletrocardiogramas de repouso e de esforço ou a cintilografia miocárdica com tecnécio, apesar de todos poderem fornecer resultados negativos se a doença coronariana for difusa. Alguns diabéticos têm dificuldade em submeter-se ao teste de esforço, pois frequentemente apresentam doença de circulação arterial das pernas. Como opção, existe a cintilografia estimulada com uma droga chamada dipiridamol.

Muitos casos de diabetes são deflagrados em níveis clínicos durante situações de estresse (febre, gravidez, infarto) e a regressão se dá por meio de dicta e de cessação do mecanismo desencadeante. Em outros casos, há necessidade de tratamento constante, sendo que, na fase aguda, a melhor terapêutica é com insulina, sem que isso signifique gravidade do quadro ou necessidade de seu uso para sempre.

7

COLESTEROL

Não é só de vilão o papel representado pelo colesterol: ele também é um bom operário na organização do corpo humano.

O colesterol não é totalmente nocivo, ao contrário, é muito importante para o organismo, e contribui para o seu bom funcionamento. É necessário para a produção de hormônios, de ácido biliar e de vitamina K e está presente em sistema nervoso, músculos, pele, fígado, intestino, coração etc., constituindo parte vital de todas as células. Apenas seu excesso é deletério.

Mesmo ele tendo papel positivo, não nos devemos preocupar em proporcionar ao organismo níveis adequados, pois o fígado já fabrica normalmente a quantidade necessária. Não há, portanto, qualquer motivo para a ingestão de alimentos ricos em gorduras saturadas.

Há dois tipos de pacientes com colesterol alto. Os de origem primária por produção exagerada, genética, sem mais explicações, e os que o apresentam por má alimentação devido ao consumo exagerado de gorduras saturadas (de origem animal) ou de alimentos processados ou ultraprocessados; geralmente os dois motivos andam juntos. Os de origem secundária possuem outra condição (doença) responsável, e para estes a dieta ou os remédios específicos não estão indicados, pois a normalização dos níveis vai estar exclusivamente relacionada ao controle do fator precipitante. Das doenças que se relacionam ao colesterol alto de origem secundária estão as seguintes: diabetes melito, síndrome nefrótica, hipotireoidismo, doença hepática obstrutiva, disproteinemia. O uso de substâncias como a cortisona e os anticoncepcionais orais também está ligado ao colesterol alto de origem secundária. Nas pessoas com colesterol alto por origem genética, o controle é bem mais difícil, pois respondem mal às medicações, necessitando, em alguns casos, da associação de drogas, e apresentam fraca ou nenhuma resposta à dieta. Na classificação do lipidograma feita por Fredrickson, eles se alojam no tipo IIA, de pior controle, com lesões mais graves e precoces. Entretanto, a maioria dos casos de dislipidemia não é de origem genética, e sim por influências externas, mais precisamente por alimentação inadequada.

Existe um sinal clínico muito comum, principalmente em adultos que têm colesterol alto de origem genética: é o halo corneano, círculo esbranquiçado que envolve a córnea. É também encontrado em crianças e adolescentes. (A média de crianças americanas com hipercolesterolemia é de aproximadamente 5%.)

Quando solicitamos um lipidograma hoje em dia, na maioria das vezes, o jejum exigido é de oito horas, mas em alguns casos a exigência é de 12 horas, sendo permitido apenas ingerir água. Neste exame, além do colesterol total, são dosadas suas frações, que são da maior importância para o cardiologista, e os triglicerídeos. Os triglicerídeos também são gorduras, porém sofrem influência dos hidratos de carbono, ou seja, necessitam, para seu controle, dieta sem gordura animal, carboidratos e açúcar. (Este item parece ter mais importância em relação à doença coronariana no sexo feminino.)

Atualmente, além dos exames citados, necessitamos dos valores das frações do colesterol: o HDL (*high density lipoprotein*), o LDL (*low density lipoprotein*) e o VLDL (*very low density lipoprotein*). O LDL é a fração do colesterol dita má, aquela que o levaria a depositar-se na parede das artérias e é melhor antecipador de infarto do que o colesterol total; já o HDL, chamado colesterol bom, carreia o excesso da substância para o fígado e daí para fora do organismo. O hormônio sexual feminino aumenta o HDL colesterol, o que seria um dos fatores de proteção da mulher durante o período procriativo até a menopausa; já o hormônio sexual masculino (testosterona), a progesterona e os esteroides anabolizantes diminuem o HDL colesterol.

Em presença de alto nível de HDL colesterol, o desenvolvimento da doença coronariana é bem diminuído, mesmo em pessoas com LDL ou colesterol total aumentado. Inversamente, pessoas com baixos níveis de HDL terão o risco aumentado, mesmo se tiverem LDL ou colesterol total nos níveis desejados. A obtenção de aumento de 1mg/dl no HDL colesterol está associada à diminuição do risco de doença coronariana em 2% no homem e 3% na mulher. O aumento do HDL colesterol [que esteja em um nível abaixo do indicado] deve basear-se principalmente em medidas higiênicas: parar de fumar, perder peso e fazer exercícios aeróbicos. Mudanças nutricionais que levam à diminuição dos níveis de colesterol são responsáveis por 1/5 a 1/3 da diminuição da mortalidade por doença coronariana. Todas as tentativas farmacológicas de aumentar o HDL falharam, e, mais recentemente, foi levantada a hipótese de a curva em U, ou seja, HDL alto, ser benéfica até certo ponto, mas, quando muito alta, poderia ser maléfica.

O fator hereditariedade é predominante para o LDL colesterol nos da raça branca, para os triglicerídeos nos da raça negra, enquanto fatores ambientais estão mais presentes para o LDL nos negros e o HDL nos brancos. Um dos melhores parâmetros para o risco de doença coronariana é a relação entre colesterol total-HDL colesterol e LDL colesterol-HDL colesterol. Se esta relação atingir níveis de cinco para um, o tratamento deve ser iniciado, com dieta, atividade física e uso de medicação concomitante. Em mulheres, quando esta relação ultrapassa 7,5, ela perde a "vantagem" protetora em relação ao homem.

Hoje um parâmetro de grande valor e que serve também como método de balizamento para o tratamento é o não HDL colesterol.

Os altos níveis de colesterol no sangue levam a um acúmulo de placas de gordura na parede (interna) de artérias como as coronárias, e a isso chamamos aterosclerose coronariana. O excesso de gorduras na alimentação conduz ao aumento dos níveis do colesterol sanguíneo, visto que o fígado, com isso, produz mais colesterol do que o necessário. Existem dois tipos de gordura: as saturadas, responsáveis diretas pelo aumento do colesterol (encontradas em comidas de origem animal, como leite, laticínios e carnes) e as insaturadas (poli ou mono). É importante lembrar que o colesterol não é gordura, e pode estar presente em níveis pouco recomendáveis em uma comida com pouca gordura, como as vísceras — o fígado é pouco gorduroso, mas tem alto teor de colesterol — e até em dietas veganas. Não se recomenda ingerir mais de 300mg de colesterol ao dia, mas não adotamos esses níveis como meta absoluta; citamos, por exemplo, a restrição do consumo de ovos, que na verdade foi somente um tabu.

O total de gordura saturada a fazer parte de uma dieta saudável não deve exceder 30% do total calórico ingerido.

O colesterol foi definido como fator de risco de primeira grandeza no congresso do American College of Cardiology, em 1985, quando terminaram os grandes trabalhos que vinham sendo feitos com milhares de pacientes por um longo período. A American Heart Association recomenda dieta pobre em gorduras saturadas mesmo para aquelas pessoas com níveis de colesterol normais.

Não se deve confundir o colesterol sanguíneo com o colesterol da alimentação. Hoje em dia nossa atenção é focada no consumo das gorduras saturadas que se transformam em colesterol no sangue. Ainda que o colesterol ingerido não esteja mais tão demonizado, o sanguíneo cada vez mais se prova nocivo.

Estudos epidemiológicos sugerem que as reduções dos níveis de colesterol diminuirão a incidência de doença coronariana em homens jovens, idosos, mulheres e até em pessoas com moderadas elevações de colesterol. Assim, a diminuição do colesterol pode alentecer a progressão da doença coronariana, e em alguns casos até induzir a regressão da aterosclerose. Estima-se que 3/4 dos pacientes com colesterol alto possam ter normalizado seus índices apenas com dieta, porém não se aplica àqueles já com placas de gordura. (Para cada diminuição de 5mg/dl do colesterol total de um paciente, há redução de 4,3% na mortalidade por doença coronariana.)

Em relação à redução da mortalidade por doença coronariana, 14% dos casos devem-se ao controle da pressão arterial e 50% ao paciente ter parado de fumar e reduzido as taxas de colesterol.

Os níveis normais de colesterol devem ser individualizados. Pessoas sem a presença de placas de gordura, sem múltiplos fatores de risco, que não tenham feito uma ponte de safena ou implantado um stent podem ter níveis menos restritos de colesterol. Para pessoas que não pertencem a esses grupos, valores menores são indicados e, no caso de diabéticos, os níveis devem ser ainda mais baixos. A incidência de infarto em pessoas com colesterol entre 200 e 239mg/dl (40% dos adultos americanos) é aproximadamente duas vezes maior que em pessoas com 200mg/dl ou inferior, e é pelo menos quatro vezes maior quando o colesterol está em torno de 300mg/dl.

As pessoas que apresentam valores de LDL colesterol iguais ou maiores que 190mg/dl geralmente têm no histórico familiar a origem desse problema, e obrigatoriamente vão ter que fazer uso de medicação para regularizar os níveis. Um homem de meia-idade com LDL colesterol acima de 190 tem risco quatro a cinco vezes maior de doença coronariana do que aquele com a mesma fração abaixo de 130mg/dl.

Estudo mostrou que uma diminuição do LDL colesterol em 29mg/dl levou a uma redução de eventos cardiovasculares mais graves em 35%.

No entanto, a grande maioria dos pacientes com níveis de colesterol acima dos desejáveis não requer terapia com drogas, mas simplesmente mudança na dieta e no estilo de vida.

Para a fração HDL do colesterol, os níveis ideais são 45 para o homem e 55 para a mulher, considerando-se normais níveis superiores a 40. Os níveis de HDL e LDL colesterol são preditores de mortalidade em homens com ou sem doença coronariana prévia, entre 40 e 69 anos de idade. Os pacientes com triglicerídeos altos e HDL colesterol baixo possivelmente seriam os de maior risco de coronariopatia.

Remédios como diuréticos e betabloqueadores não cardiosseletivos, substâncias de uso frequente em cardiologia, apesar das vantagens terapêuticas, podem diminuir os valores do HDL colesterol.

Em relação a obesos, eles frequentemente possuem níveis sanguíneos de colesterol mais altos do que aqueles com peso ideal ou próximo dele, porém não existe regra absoluta em que o obeso tenha sempre níveis altos e tampouco que magreza seja sinônimo de níveis normais ou baixos. Mas há a evidência de que, perdendo-se o excesso de peso, o nível de colesterol diminui.

Um importante efeito somatório negativo é a associação de contraceptivos orais e tabagismo, pois ambos abaixam o HDL colesterol.

O moderado consumo de álcool, principalmente do vinho, pode oferecer alguma proteção, pois aumenta o HDL colesterol. Um trabalho mostra que o consumo de 15 a 40ml de álcool por dia diminui a incidência de doença coronariana em 50% dos japoneses que moram no Havaí.

Porém, não se pode prescrever bebida alcoólica como remédio para aumentar o HDL.

Já na infância podemos detectar alterações no lipidograma ou constatar alterações que futuramente serão responsáveis por coronariopatia. Crianças com histórico de morte por coronariopatia de familiares jovens, por exemplo, apresentam níveis mais baixos de HDL colesterol. O colesterol de uma criança deve ficar em torno de 140mg/dl.

A Academia Americana de Pediatria recomenda a avaliação do colesterol a partir dos 2 anos de idade em crianças com histórico familiar de hiperlipidemia ou infarto em idade jovem (nos Estados Unidos antes dos 55 e no Brasil em torno dos 45 anos). A partir desta idade, também, a ingestão de calorias em forma de gorduras deve se limitar a 23% do total de calorias ingeridas. A dieta está indicada quando a criança tem um colesterol total maior que 178mg/dl.

A incidência de doença coronariana é baixa na Grécia, que tem uma alimentação baseada em pouca gordura saturada. Já na Grã-Bretanha, 2/3 dos adultos têm colesterol aumentado, 1/3 fuma e 1/5 tem hipertensão. Na Áustria, de 1967 para cá, houve uma queda na mortalidade por doença coronariana de 54% nas mulheres e 52% nos homens, a qual se deve à diminuição do tabagismo, da ingestão de gorduras e das taxas de colesterol da população total. (Só a diminuição da ingestão de gorduras contribuiu em 30% para a queda da mortalidade por doença coronariana.)

Em países com baixa incidência de doença coronariana, como Grécia, Itália, Japão e a antiga Iugoslávia, verifica-se que menos de 10% das calorias diárias provêm de gorduras saturadas. Entre 172 mulheres acompanhadas da infância aos 32 anos, aquelas que foram amamentadas no peito da mãe tiveram significativamente menor nível de colesterol plasmático do que aquelas que o foram com leite de vaca. Crianças amamentadas com leite de soja – em substituição ao leite de vaca – também tiveram menor nível de colesterol. Concluímos, então, que as alterações do colesterol em crianças também podem ser combatidas com amamentação e uma melhor alimentação.

Há evidências de que uma dieta rica em gordura saturada aumenta o risco de doença coronariana mesmo quando não altera os níveis sanguíneos do colesterol total, ou seja, mesmo quando os números não são altos.

No tratamento da hipercolesterolemia ou de qualquer dislipidemia deve-se tentar, por pelo menos seis meses, dieta e atividade física antes da introdução de drogas, desde que não existam placas, muitos fatores de risco, diabetes com agravantes, e dependendo dos valores.

Nos casos de níveis muito elevados ou colesterol alto de origem familiar, deve-se entrar direto na medicação, além de atividade física e dieta. Esta nunca deve ser excessivamente rigorosa. O que costumo fazer é orientar quais alimentos podem ou devem ser consumidos em maior quantidade e aqueles a que se deve fazer restrições. Minha experiência demonstrou que de nada adianta uma dieta rigorosa, se a pessoa só conseguir realizar durante três ou quatro meses. O excesso de colesterol deve ser combatido sempre e sem tréguas.

Se você faz dieta para baixar o colesterol, espera-se que ele comece a cair entre duas ou três semanas. Na eventualidade de ir a uma festa, por exemplo, você deve ser bastante rigoroso com a alimentação um dia antes e um depois. Não é necessário remover toda a carne da dieta, mas é a gordura saturada que aumenta os níveis do colesterol no sangue.

Um fato muito interessante ocorreu na Noruega entre os anos 1944-1945. Lá, a mortalidade por doença coronariana caiu dramaticamente, coincidindo com a retirada dos laticínios e de outras gorduras da alimentação, pelos nazistas, pois passaram a focar apenas a produção de munição.

Estudos angiográficos mostram que mudanças favoráveis no LDL, HDL e/ou colesterol total estão associadas à diminuição da progressão ou mesmo à regressão de lesões ateroscleróticas já existentes. Esse conceito moderno nos dá chance, além de prevenir a doença, de fazer regredir, em parte, a já existente.

Foi recentemente publicado um consenso de regras estabelecidas por uma conferência patrocinada pelo Instituto Nacional de Saúde americano sobre a diminuição do colesterol para prevenir doença coronariana, o qual determina:

- as mudanças na dieta para reduzir o consumo diário de gorduras, a saturada em particular, devem abranger todos a partir dos 2 anos de idade;
- devem-se testar os níveis de colesterol em adultos a partir dos 18 anos (traços de depósito de gordura estão presentes na aorta até em crianças de 3 anos).

PACIENTES E COLESTEROL

A história de um paciente ligado ao mercado de capitais do Rio de Janeiro, figura bastante conhecida nos meios sociais, é muito significativa. Ele nos procurou, por meio de um amigo, porque ficara temeroso devido ao infarto sofrido por esse mesmo amigo, com quem tinha sociedade numa empresa. Tinha um histórico familiar intenso de doença coronariana, era uma pessoa com índices de colesterol acima de 300, HDL baixo, LDL alto, ansioso, estressado, sedentário e fumante. Submeteu-se a teste ergométrico, considerado negativo, porém nós o alertamos sobre a necessidade de submeter-se a exames mais avançados.

Já que era um paciente abastado, que dizia viajar frequentemente, fizemos a indicação de teste ergométrico com medicina nuclear, alertando-o, porém, de que não havia propriamente necessidade de que isso fosse feito no exterior, seria apenas uma forma de aproveitar sua estada lá. Tempos depois, este paciente alegou que tínhamos inventado uma doença para ele e que recomendáramos exame feito exclusivamente no exterior, procedimento jamais indicado a qualquer paciente.

Procurou, então, outro cardiologista que – talvez inescrupulosamente – afirmou que ele não necessitava de qualquer outra investigação e que aquele colesterol "não significava grandes coisas". É com esse tipo de paciente que nós, certamente, mais nos preocupamos, porque, na ânsia de negar seu risco, procuram assistência inadequada e são grandes candidatos à morte súbita, que foi o que veio acontecer com ele.

Certa vez tivemos um paciente com colesterol alto, ao qual indicamos, como primeiro passo, o tratamento da hiperlipidemia, com dieta e atividade física. Não conseguíamos controlar os níveis quando fomos procurados pela esposa dele, que relatou sua grande tristeza pelo fato de o marido não compreender a necessidade de fazer dieta, e comunicou-nos a decisão de separar-se dele por causa disso. Chamamos o casal para conversar e tentar encontrar um meio-termo, o que aparentemente foi conseguido com a promessa do marido de seguir a dieta. Dois meses mais tarde, fomos procurados pelo casal e perguntamos se tudo ia bem. A esposa contou:

— Doutor, esse não tem jeito, não consigo me separar dele, mas ele não consegue cumprir a promessa.

— Mas você não está comendo a dieta? – perguntei.

— Estou – respondeu ele.

A mulher então retrucou:

— Doutor, ele come a dieta que eu faço e, depois de comê-la, me pede que traga o jantar.

Outro paciente jovem me procurou com um relato de morte súbita de seu irmão. Iniciamos a avaliação de risco e conseguimos controlar o colesterol, fazendo exames periódicos, mas o paciente, muito ansioso, sem horários para uma alimentação saudável ou atividade física, como consequência ganhou peso. Em um dos exames, detectamos a presença de isquemia e, embora ele continuasse assintomático, submeteu-se a um cateterismo cardíaco, que revelou a necessidade de uma cirurgia de revascularização (conhecida como ponte de safena). O homem continuou na vida estressante e, alguns anos depois, veio a ter morte súbita. A saúde tem que ser mais importante que o dinheiro e o trabalho.

Os que sem dúvida devem tomar cuidados mais intensos são os com histórico familiar de doença coronariana, os já portadores desta doença (pós-infartados, que sofreram angioplastia, implantaram stent, operados, anginosos etc.) e aqueles que apresentam vários fatores de risco.

8

OBESIDADE

Costuma-se pensar que pessoas magras estão livres da presença de doença coronariana ou de problemas com colesterol. Esta crença popular não espelha a realidade: é bem verdade que o obeso tem incidência maior de doença coronariana, porém isso não é regra, assim como ser magro não confere proteção absoluta.

Considera-se obesa a pessoa com 20 ou 30% a mais do que o peso considerado ideal, que depende de idade e sexo. Para saber o peso ideal, não se pode pensar somente na correlação estatura e peso, deve-se levar em conta que os ossos e a musculatura têm pesos diferentes nas diversas pessoas. O que deve contar, portanto, é a percentagem de gordura no corpo, que faz com que duas pessoas da mesma estatura possam ter peso ideal diferente. A obesidade é um excesso de gordura: uma pessoa pesada pode ser um atleta, com musculatura muito desenvolvida e/ou ossos pesados e por isso não necessitar de dieta. A mulher obesa tem 1,5 vez mais risco de doença cardiovascular do que a magra.

A obesidade como dado isolado é um fator de risco de grandeza maior, porém o pior é que geralmente está associada a vários outros como hipertensão, níveis aumentados de colesterol total, índices baixos de HDL colesterol e altos de triglicerídeos, diabetes, além de apresentar um estado inflamatório. A percentagem de gordura no peso total admitida como normal não deve ultrapassar os 15% para os homens ou os 25% para as mulheres. Admitindo-se que, com a idade, a pessoa tenda a ganhar mais peso, aceitam-se 5% a mais para homens e mulheres com mais idade. Porém, não se deve assumir que com os anos as pessoas vão ficando necessariamente obesas.

Para quem quer perder peso, existe um dado técnico importante: quando a pessoa emagrece, reduz o tamanho das células, não o número delas, o que é alcançado de maneira ideal por meio da combinação de atividade física e dieta. Quando se interrompe um destes procedimentos, ou ambos, as células voltam a crescer e a obesidade retorna. A manutenção do peso, portanto, é tão importante quanto a procura do peso adequado.

A melhor maneira de se prevenir contra a obesidade é controlar a alimentação e ter atividade física. Não se pode esquecer, também, que alguns tipos de obesidade representam doenças como o hipotireoidismo e às vezes pelo uso de medicamentos como a cortisona. Um dado curioso é sobre a distribuição da gordura. O predomínio de gordura na cintura, a chamada obesidade central ou abdominal, é melhor preditor de risco cardiovascular do que a global, tanto para homens como para mulheres, negros ou brancos. Além disso, está relacionado à presença da doença coronariana, a novos eventos coronarianos e à incidência de infarto tanto para o homem quanto para a mulher (especialmente a negra). A obesidade predominante na cintura está associada, também, a uma maior prevalência de diabetes, triglicerídeos aumentados, HDL colesterol baixo e hipertensão, a chamada síndrome metabólica. Portanto, a presença de uma barriga avantajada ou dos chamados pneus não é apenas problema de estética, e sim de saúde.

Quando se fala na maior prevalência de hipertensão nos obesos, não se pode esquecer da técnica da medida de pressão para se obter resultados corretos (já tratada no capítulo "Hipertensão e sua correlação com a doença coronariana"). Deve-se ajustar o tamanho da braçadeira do aparelho de pressão ao braço do obeso; usando-se uma braçadeira não adequada (menor), para um braço gordo, teremos leituras de pressão falseadas para mais. São as hipertensões que se corrigem simplesmente com a troca da braçadeira por outra de tamanho correto.

Algumas regras são importantes para quem quer perder peso:

1. fazer um número maior de refeições, respeitando o total de calorias permitido por dia;
2. não comer rápido para evitar sensação de insaciedade;
3. não permanecer na mesa após as refeições;
4. não se deve acompanhar a perda de peso apenas por meio da balança, pois os resultados podem não avaliar adequadamente a perda de gordura. É necessário saber a percentagem de gordura perdida;
5. para se perder peso, o mais importante é a mudança de hábitos, a vontade de emagrecer, mais do que drogas ou tratamentos cirúrgicos. No consultório, vemos com frequência fórmulas de emagrecimento que contêm hormônio da tireoide, diuréticos, laxantes, vitaminas, drogas diazepínicas (calmantes), inibidores do apetite (anfetaminas), por vezes de origem natural, mas que mexem completamente com

o metabolismo das pessoas que hoje lotam os consultórios de cardiologistas. O uso dessas fórmulas acaba trazendo complicações para o coração, perda de potássio, modifica o eletrocardiograma e provoca alterações no ritmo do coração, na pressão arterial e pode causar ansiedade muito grande, palpitação, taquicardia;

6. é fundamental que se planeje uma dieta antes de executá-la, pois é difícil vencer seus obstáculos iniciais;

7. para se fazer dieta é necessário que se *queira* fazê-la. Os motivos, o paciente pode escolher: ficar saudável ou mais bonito(a). O importante é que a motivação esteja dentro da pessoa, não fora. Dieta vem do grego e quer dizer "estilo de vida", e não punição como se costuma considerar.

Pessoas com ancestrais com quadris largos devem ficar atentas à possibilidade de ser um sinal de obesidade hereditária.

Deve-se evitar a adoção de dietas da moda, que podem ser perigosas e ocasionar diversos malefícios. Dietas só de proteínas, por exemplo, podem aumentar o colesterol, e este deve estar monitorado. Quem deve programar a dieta é o médico, que dirá, para cada pessoa, a quantidade de calorias diárias a ingerir. Recuse alimentos que estejam fora da dieta. Seja firme e não se sentirá infeliz por não provar um pedacinho disto ou daquilo. É importante que se esteja atento à influência do estado emocional nos hábitos alimentares para que não se deixe levar, em momento de maior ansiedade, apreensão, euforia ou tristeza, a comer mais e compulsivamente. Se você vai a uma festa, coma antes alguma coisa da sua dieta de baixa caloria para não cair em tentação com o estômago vazio. Também é interessante postar-se longe da mesa.

Em média, a mulher deve fazer uma dieta de 1.200 a 1.500 calorias diárias e o homem, de 1.500 a 1.800. Mas isto deve ser ajustado de acordo com as necessidades de cada um.

Depois de atingido o peso ideal, deve-se aumentar levemente o índice calórico da alimentação e continuar monitorando o peso. Da alimentação balanceada devem constar diferentes comidas de cada grupo, para que fique variada, colorida e atraente.

Um terço dos obesos o foi na infância, por isso é importante o início do controle já nessa etapa da vida. Crianças obesas têm três vezes mais chance de virem a se tornar adultos obesos do que as que não o são. Dados da Associação Pan-Americana de Saúde revelam que o excesso de calorias ingeridas diariamente pelos americanos daria para nutrir adequadamente um país com 80 milhões de habitantes. Nos Estados Unidos, 21% dos adolescentes e 70% da população estão com sobrepeso ou obesidade, sendo 40% obesos: 14% dos homens e 24% das mulheres entre 20 e 74 anos são obesos. O índice de obesidade aumentou 50% em menos de vinte anos e, do superobeso, em 100%. Não deixa de ser um dado curioso o fato de que, num mundo com tanta fome, alguns países tenham como maior problema nutricional a obesidade. Ainda paradoxalmente, nos Estados Unidos a obesidade é mais comum entre pessoas de mais baixos níveis cultural e econômico.

A regra é reduzir a ingestão calórica e aumentar o gasto calórico por meio de exercícios. Emagrecer só com dieta causa perda significante de massa muscular. Não queira emagrecer rapidamente, evite métodos "mágicos", algumas dietas funcionam temporariamente, mas os pacientes acabam ganhando os quilos de volta, às vezes com acréscimo. Emagrecer lentamente é mais natural; a excessiva perda inicial às vezes só representa eliminação de água. Perder peso sim, perder a saúde não.

Hoje dispomos de medicamentos mais eficazes e seguros para um emagrecimento significativo e outros já em fase adiantada de pesquisa, não causando riscos para a saúde cardiovascular. Alguns medicamentos mais modernos podem alcançar uma perda de peso semelhante à de uma cirurgia bariátrica, que é como se elimina quantidade considerável de peso nos casos em que ela está indicada.

A diminuição de peso na balança em decorrência do uso de diuréticos e ou laxantes não significa emagrecimento.

É preciso observar que a compulsão não se resolve com remédios para emagrecer ou com bons hábitos; ela precisa ser combatida de maneira eficaz com ajuda de um profissional de saúde mental, pois até mesmo aqueles que passaram por uma cirurgia de redução do estômago podem voltar a ganhar peso ou desenvolver outros hábitos deletérios ligados à compulsão alimentar como, por exemplo, o alcoolismo ou o vício em leite condensado, no intuito de driblar o tamanho reduzido do estômago.

9

ALIMENTAÇÃO

No ano de 2019, os americanos constataram que os maus hábitos alimentares estão entre os principais fatores contribuintes para a perda de qualidade de vida

O que recomendamos, no consultório, é que a alimentação seja balanceada, educada, e não repleta de restrições. Qualquer pessoa, em qualquer situação, deve comer menos sal, açúcar e gordura saturada. Alguns trabalhos mostram que uma dieta rica neste tipo de gordura aumenta o risco de problemas coronários, mesmo sem alterar os índices de colesterol.

Em relação às pessoas que necessitam tratar a doença coronariana, a aterosclerose ou o colesterol, temos que ter em mente o seguinte: nossa primeira medida, depois de dosado o colesterol total, as frações LDL,

HDL colesterol e os triglicerídeos, e tendo-os como parâmetro, é recomendar ao paciente que não consuma alimentos com alto teor de gordura saturada, ou pelo menos que diminua consideravelmente o consumo, quando for o caso. Pedimos que a pessoa simplesmente troque alimentos como manteiga (que pode ser substituída pela margarina cremosa vegetal) e leite integral (que pode ser substituído pelo desnatado). Recomendamos também evitar as vísceras e todos os alimentos feitos com elas.

Na verdade, estas são as nossas grandes proibições. De resto, pedimos a redução, não a eliminação, e a partir daí vamos acompanhando os benefícios e as necessidades de modificações e esclarecimentos.

O modo de preparar os alimentos também pode influenciar na quantidade de gordura ingerida: pode-se comer o mesmo alimento com mais ou menos gordura. Existem medidas que não modificam basicamente a dieta de uma pessoa, mas que, em relação ao consumo de gorduras, faz boa diferença. Por exemplo, todas as carnes devem ser bastante limpas das gorduras *antes* de irem para o fogo. Das aves (principalmente as recomendadas, frango e peru) devem ser retiradas as peles *antes* de irem para o fogo, e não depois.

Grelhar pode ser uma ótima opção, o que se pretende é que a gordura liberada pela carne não seja absorvida pela própria carne e, para isso, deve-se usar um espeto rotatório ou a própria grelha que deixa passar a gordura, que assim não pode ser reabsorvida.

Com relação às frituras, elas devem ser enxugadas com toalha de papel para retirar o excesso de gordura; lembro que fritar não satura um alimento, e sim polimeriza. Alimentos enlatados, só aqueles em água. O forno de micro-ondas é uma boa opção, assim como frigideiras e panelas que não necessitam de uso de óleo.

Sopas e molhos, após o preparo, devem ser levados ao refrigerador. Depois de gelados, estando a gordura sobrenada, com uma colher, deve-se retirar esse excesso, o que diminui o nível de gordura a ser ingerido. Em relação aos vegetais, em vez de fervê-los, o ideal é aquecê-los ao vapor, pois assim preservamos o teor de proteínas e potássio que possuem.

O consumo diário de álcool é permitido observando-se os níveis de 60ml de uísque, gim, rum ou vodca, 180ml de vinho ou 720ml de cerveja (o que corresponde a duas latas). A bebida alcoólica com menos calorias é o vinho (exceto os de sobremesa; destes, como o do Porto, não devem ser consumidos mais que 60ml diários). Geralmente, devido à area corporal, às mulheres seria permitida metade da quantidade em relação ao sexo masculino.

O consumo diário de sal deve ficar em até 3g. O cloreto de sódio contido no sal retém líquido e pode provocar aumento da pressão arterial e agravar condições como a insuficiência cardíaca. Existem alguns sais especiais, com teor menor de cloreto de sódio, mas que não devem ser usados exageradamente, pois no final pode-se estar ingerindo os mesmos níveis do sal comum. Aqueles especiais como o do Himalaia etc. têm o mesmo teor de sódio e não trazem benefício. Muitos alimentos prontos, enlatados ou congelados têm como conservante o cloreto de sódio, que está presente também em carnes preparadas como salsicha, linguiça, mortadela e presunto. Uma das maiores fontes de sal é o pão.

Alimentos processados ou ultraprocessados, mesmo sendo doces, contêm sal, portanto, evite.

As fibras são substâncias favoráveis e podem ser solúveis ou não. As solúveis são geralmente não digeríveis, eliminam-se com a gordura e tendem a diminuir o colesterol quando seu consumo é aumentado. Dentre elas destacam-se as contidas nos farelos de aveia e de milho, nas maçãs e nos feijões; que inclinam-se a diminuir os níveis de colesterol entre 5 e 15%. Além da maçã, também as frutas cítricas ajudam nesse processo. Nesse sentido, recomendamos de um a seis copos de suco de laranja, ou outra fruta cítrica, por dia, pois são antioxidantes e protegem as artérias. Uma fibra solúvel que pode modificar o LDL colesterol sem modificar o HDL é o farelo de aveia, na proporção de 100mg ao dia, dosagem boa na dieta. As fibras solúveis têm demonstrado melhorar o controle da glicemia e reduzir as necessidades de insulina em pacientes diabéticos.

Frutas e vegetais crus e com casca possuem mais fibras, que podem ser destruídas com o excessivo tempo de cozimento. Por outro lado, muitas substâncias importantes podem ser perdidas com a ingestão abusiva de fibras. Portanto, não se deve exceder no seu uso.

Não se deve esquecer que toda carne contém gordura saturada, mesmo as de aves, peixes e mariscos, porém, em percentagem menor do que as carnes bovinas, suínas etc. (as vermelhas). No caso de receitas caseiras, a substituição de uma gema por duas claras tem o mesmo efeito e proporciona menor ingestão de gordura (porém, a gema não está proibida desde que não se exagere, comendo até duas por dia).

Existem dois tipos de gordura: a saturada e a insaturada, a qual se subdivide em mono e poli-insaturada. As gorduras poli-insaturadas tendem a diminuir o colesterol no sangue, logo, os óleos de canola, milho, açafrão, gergelim, soja e girassol podem ser usados. Muitas gorduras sólidas usadas em cozinha são saturadas; já a gordura de peixe é, em sua maior parte, poli-insaturada, assim como o azeite de oliva.

Em relação às comidas permitidas, o hadoque, por exemplo, tem menos colesterol que a carne bovina ou a galinha; o lombo de boi é aceitável, e a vitela, a melhor carne bovina. Nozes e grãos são praticamente compostos de gordura insaturada e muito ricos em calorias. A gordura saturada só é encontrada em alimentos provenientes de animais, nunca de plantas. A maioria dos vegetais, frutas e cereais tem pouca ou nenhuma gordura saturada. Deve-se dar preferência a alimentos com alto índice de proteínas vegetais, usar as margarinas vegetais e os óleos poli-insaturados e ingerir comidas nutritivas com baixo teor de gordura. A chave do sucesso para mudar seus hábitos alimentares e mantê-los é modificá-los lentamente, em vez de progredir agitada e atabalhoadamente. Temos que trabalhar para que a mudança de alimentação seja definitiva e, por isso, ela não pode ser drástica, não se deve tentar tudo de uma só vez, e sim ter metas realistas de curto e médio prazos. É essencial para uma boa alimentação a inclusão, diariamente, de pelo menos um alimento que contenha vitamina C, como brócolis, repolho, grapefruit, verduras (beterraba, couve), pimentão verde, laranja, batata, espinafre, tangerina, tomate ou morango. O óleo de coco contém gordura saturada e deve ser evitado. Alimentos ricos em vitamina A também estão indicados várias vezes por semana, tais como brócolis, cenoura, pêssego, espinafre, batata-doce, inhame e abóbora. Pipoca pode ser comida, desde que não se coloque manteiga ou outra gordura, assim como biscoitos cream-cracker (no máximo duas unidades por dia). Não se devem usar cremes (tipo o chantilly) como cobertura de doces, tortas, bolos. (Há também as imitações industrializadas de chantilly, que são feitas com gordura saturada e tampouco devem ser utilizadas.) Entre os queijos, é preferível usar o cottage e a ricota, e devem-se evitar os feitos com leite integral.

Com relação às carnes, as aves e os alimentos do mar são as melhores escolhas, sendo o camarão rico em colesterol, portanto não deve ser ingerido em excesso. Devem-se evitar as carnes de vísceras, como fígado, língua, rim, pâncreas, coração e cérebro. Uma das grandes refeições do dia deve ser completamente sem carne. Além disso, aconselhamos que pelo menos uma vez por semana não se coma nada de origem animal. Molhos de saladas e maionese devem ser evitados ou consumidos esporadicamente e em pequenas quantidades pois possuem alto grau de gordura saturada. Um trabalho realizado na República Tcheca mostra a correlação entre o aumento do consumo de gordura animal e o da mortalidade por doença coronariana. Nos países em que o nível de doença coronariana é baixo, comem-se apenas 10% de calorias em gorduras saturadas.

Dicas do meu livro *Redução do risco cardiovascular*:
Várias afirmações não têm respaldo científico como, por exemplo, queijo amarelo possui o mesmo

teor de gordura saturada que o minas, porém o primeiro tem mais poli-insaturada, o que é bom.

Peito de frango feito retirando-se a pele antes tem menos gordura no final e, se grelhado, melhor ainda (grelhar significa que, de alguma maneira, a gordura liberada durante a cocção vai escorrer e não ser reabsorvida), o mesmo acontece com o contrafilé se a gordura aparente é retirada antes.

Pernil suíno grelhado, retirando-se a gordura aparente, é menos gorduroso que o contrafilé grelhado com gordura.

O robalo grelhado tem 130% mais gordura saturada do que quando frito no azeite, já o cherne refogado na manteiga é 173% pior que o frito no óleo de soja. Portanto, nem sempre o frito é pior.

Em relação ao teor de ômega 3, o cherne frito no azeite extravirgem tem 5.200% a mais do que o refogado no azeite refinado, o que é bom.

Particularmente aqueles pacientes que têm triglicerídeos altos, com frequência, sofrem influência da alimentação e são sensíveis aos hidratos de carbono; portanto, devem evitar alimentos ricos deste elemento, como arroz, batata, massas, pão, doces e refrigerantes e também açúcar e álcool.

Se a pessoa está tomando diurético e precisa reforçar os níveis de potássio, os alimentos ricos deste elemento são: banana, laranja, melão, abricó, batata-doce, feijão, ervilha, melancia e espinafre.

Para se comer menos sal e não perder o gosto da comida, condimentos podem ser adicionados: cebola, alho, ervas, orégano, curry, chili e outros. Couve-flor, brócolis, pepino, cogumelo possuem níveis baixos de calorias e gorduras. Também frutas frescas como laranja, maçã, banana, pera, melão, uva e abacaxi. (Caloria é a medida da energia de cada alimento que se come, bem como a energia que seu corpo consome para fazer suas atividades e manter o processo de funcionamento.)

Uma boa medida é mudar para outros tipos de culinária. Pratos chineses, japoneses e tailandeses são feitos com vegetais, com pouco uso de carne animal. O sushi e o sashimi são boas opções de comida japonesa. Mariscos podem ser comidos; já camarão e lagosta não devem ser de ingestão frequente (a lagosta é melhor que o camarão). As escolhas da cozinha italiana devem ser ravióli, tortelini, nhoque, sopa minestrone e espaguete ao molho de tomate.

De acordo com a nossa filosofia, o importante é que a alimentação seja variada e poucas comidas devem ser completamente eliminadas do cardápio. A ênfase deve recair na redução da quantidade de certos grupos de comidas enquanto se aumenta a de outros. Uma dieta rica em gordura saturada pode ser fator de risco mesmo depois que se corrigem os níveis de lipídios.

Alertamos uma vez mais para o perigo representado pela obesidade mais pronunciada no tronco, a popular "barriguinha" não é uma questão puramente estética, e sim de saúde, pois trata-se de fator de risco para doença coronariana, por estar ligada a pacientes com LDL colesterol alto, HDL baixo, triglicéride alto e possível pressão alta. Em alguns casos de elevação do colesterol total ou LDL, além da dieta, deve-se considerar o uso de medicamentos.

É preciso que se aprenda a ler rótulos para que se saiba a constituição dos preparados. Comidas tipo light ou diet nem sempre significam que têm pouca gordura saturada, na maioria das vezes apenas têm menos calorias, adoçante artificial etc. O hábito de ler os rótulos permite que se saiba o que se está comprando, evitando-se, assim, as enganações, como, por exemplo, o suco puro de laranja com apenas 20% de laranja e 80% de água. O suco pode ser de laranja mesmo, o que não quer dizer que não haja nada adicionado, ou aquele queijo light que tem mais gordura que o normal.

Há tendência progressiva de consumo de gorduras saturadas ou trans por crianças, de acordo com a idade, o que também se observa em relação ao sal e açúcar entre a infância e a idade escolar. Crianças menores de 2 anos devem ser amamentadas no peito e ter retardada a introdução de alimentos sólidos até quatro a seis meses de

ALIMENTAÇÃO

idade. O uso de sal e açúcar no leite e na preparação de alimentos deve ser evitado. A partir de 2 anos, a dieta deve ser iniciada, com os mesmos teores de gorduras saturadas, insaturadas e colesterol recomendados aos adultos. O teor de gordura do leite materno está relacionado aos níveis de colesterol circulante na mãe.

Para uma criança, uma dieta para o coração não poderia trazer efeitos deletérios ao desenvolvimento físico e intelectual ou facilitar o aparecimento de outras doenças? Em relação ao colesterol sanguíneo, a redução de comidas gordurosas não traz qualquer problema porque o organismo tem a capacidade de produzir a quantidade da substância necessária ao funcionamento do corpo. O mesmo se dá em relação às gorduras saturadas. O organismo humano não tem capacidade de suprir as necessidades de gorduras poli-insaturadas que, estas sim, devem ser ingeridas, mas nas porcentagens recomendadas. O que se consome é mais do que suficiente para o bom funcionamento do organismo e, portanto, não há possibilidade de uma dieta iniciada na infância trazer problemas. Para corroborar tal afirmação, um estudo feito com adolescentes israelenses mostra que o crescimento deles é comparável ao de adolescentes americanos, mesmo com o consumo menor de gorduras na dieta total. Outro estudo mostra que as crianças japonesas cresceram de tamanho depois da Segunda Guerra Mundial, aparentemente em razão do aumento do consumo de proteínas, embora a dieta japonesa tenha menos gordura que a americana. Não se pode esquecer que, embora crianças tenham algum arbítrio na decisão sobre o que vão comer, na maioria das vezes seguem a dieta dos pais.

Em relação ao consumo de café, os estudos mostram efeitos benéficos em várias áreas, podendo inclusive diminuir um pouco a pressão arterial, mas, como tudo em excesso, pode causar transtornos à saúde.

O possível efeito do café e da cafeína no coração, por excesso ou em alguns indivíduos mais sensíveis, é provocar arritmias e, em alguns casos, apenas a interrupção do consumo já resolve o problema. O moderado consumo de café não aumenta os níveis de colesterol ou de doença coronariana, parecem apontar alguns trabalhos. No entanto, não se devem tomar mais de dois copos ao dia. (As pesquisas foram feitas nos Estados Unidos, onde a concentração do café é bastante inferior à do Brasil.)

Em relação ao consumo de álcool, aqueles que bebem de leve a moderadamente têm até tendência a risco menor de doença coronariana. Os que bebem de moderada a pesadamente podem desenvolver hipertensão arterial e até a deterioração do músculo cardíaco por depósito de álcool. À tal doença dá-se o nome de cardiomiopatia congestiva alcoólica e pode provocar morte súbita ou, com o tempo, vir a incapacitar a pessoa para qualquer atividade diária normal. Os que bebem muito podem ainda ter distúrbios elétricos, causadores de morte súbita. No caso de bebedores de fim de semana, o aparecimento de alterações no ritmo do coração gera o que chamamos "síndrome do coração em festa", caracterizada por alterações de ritmo do coração, como extra-sístoles, fibrilação atrial etc. Também o excesso do consumo de álcool é a causa mais comum de hipertensão arterial reversível.

Em relação aos queijos, devemos atentar para o seguinte: o fato de ele ser branco não significa que possua menos gordura saturada. Podemos ter queijos com baixo teor de gordura tanto brancos como amarelos, moles ou duros. A cor não determina o teor de gordura saturada.

Entre as gorduras poli-insaturadas, o ácido linoleico é o mais importante. Os óleos de soja e de milho são compostos, em 50%, de ácido linoleico. Também no leite materno, 7% ou mais de calorias são ácido linoleico (dependendo da dieta da mãe), ao passo que no leite de vaca só 1%. Portanto, o leite materno supriria melhor as necessidades da criança do que o de vaca. Numa dieta, sabemos que o teor calórico total individual não deve ser modificado. A distribuição entre os alimentos é que importa: as gorduras devem ser diminuídas e compensadas com o aumento da ingestão de carboidratos e gorduras poli-insaturadas, o que manterá o teor calórico total.

Outro fator a ressaltar é a incidência significativamente maior de câncer de mama, cólon e próstata nas populações que consomem dietas com altas quantidades de gordura. Reduzindo-se o total de calorias ingeridas em forma de gordura a 30%, e mantendo-se a ingestão total adequada de calorias, proteínas e vitaminas essenciais, os benefícios poderão ser sentidos a partir dos 2 anos de idade.

A alimentação, como outros fatores de risco, deve ser muito mais controlada em pacientes já portadores de obstrução coronariana ou outros fatores de risco, pois, se for incapaz de diminuir o tamanho da placa já existente, ao menos pode impedir sua progressão.

Lembre-se sempre: mesmo fora de casa, é possível comer de forma mais saudável. Como? Pedindo molhos em pratos separados, porções menores de carne e queijo, solicitando que não se use sal e evitando manteiga à mesa. (Em países onde o consumo de sal é menor, é rara a presença de hipertensão arterial.)

Estudos realizados pelo Instituto Nacional do Câncer dos Estados Unidos sugerem que, ao comer mais fibras, pode-se reduzir a incidência de câncer de cólon e de reto. A modificação da dieta, associada à suplementação de fibras solúveis, costuma levar a uma queda do LDL colesterol nunca menor que 34%.

Pequenas regras também ajudam: coma porções reduzidas três a quatro vezes ao dia, lentamente, e não se farte numa refeição. O controle alimentar deve ser para a vida inteira, mas não precisa virar obsessão: não se deve trocar um fator de risco por outro – a ansiedade.

Algumas pessoas têm um metabolismo mais rápido, queimando mais energia, são muito agitadas, faladoras, e conseguem comer muito sem engordar. Outras têm o metabolismo mais lento e engordam facilmente. De qualquer jeito, o metabolismo passa a ser menos eficiente depois dos 20 anos e também à noite. As modificações na alimentação são individuais, dependendo das necessidades de cada um, e devem, portanto, ser supervisionadas por médico e/ou nutricionista.

Variedade é o tempero da vida. Escolha, todos os dias, alimentos de cada um dos grupos a seguir. Selecione diferentes alimentos nos grupos, especialmente os de baixo teor de gordura saturada (a coluna PREFIRA). Para sua orientação, o número de porções diárias por adulto está indicado para cada grupo. No entanto, você terá que decidir a quantidade de porções necessárias para perder ou manter seu peso. Caso precise de ajuda, consulte seu médico.

O primeiro passo para uma alimentação saudável é comprar as coisas certas. Um guia como este pode ajudá-lo a escolher alimentos com baixo teor de gordura e colesterol.

	PREFIRA	USE POUCO	DIMINUA O USO
CARNES E FRUTOS DO MAR (até 150g ao dia)	• carne bovina sem gordura (chã, filé, pá, músculo e alcatra) • cordeiro (pernil, lombo, costela) • porco (lombo, pernil, pá) • vitela (rodos os cortes sem a gordura, menos a carne moída) • aves sem pele • peixe • frutos do mar	• caviar, ovas de peixe	• carne bovina gordurosa (costelas e carne moída) • porco (costeletas, carne gordurosa para assar) • ganso, pato • vísceras • linguiça, bacon • frios, como mortadela • salsichas
LATICÍNIOS (duas porções ao dia; três porções para mulheres grávidas ou amamentando)	• leite desnatado ou semi • iogurte desnatado • queijos cremosos sem gordura (tipo *cottage*) • queijo contendo não mais de 2 a 6g de gordura por 25g	• leite integral • iogurte integral • ricota semidesnatada • queijos light	• leite condensado • creme de leite • chantilly • queijo cremoso • sorvete • iogurte com consistência de pudim • ricota integral • queijos ricos em gordura (brie, suíço, mozarela, cheddar, cremosos, provolone, parmesão, gouda, gorgonzola)
OVOS (não mais de duas gemas por dia)		• ovos	

(Continua)

ALIMENTAÇÃO

(Continuação)

	PREFIRA	USE POUCO	DIMINUA O USO
GORDURAS E ÓLEOS (até seis a oito colheres de chá ao dia)	• óleos vegetais insaturados de canola, milho, amendoim, açafrão, gergelim, soja, azeite extravirgem • margarina feita com gorduras da lista acima • maionese e molhos feitos com os óleos da lista acima • molhos diet • nozes, castanhas, amêndoas e sementes	• azeitonas	• manteiga, óleo de coco, azeite de dendê, toucinho, gordura de bacon • margarina feita de óleos e gorduras saturados da lista acima
PÃES, CEREAIS, MASSAS, ARROZ, FEIJÃO E LENTILHAS (seis a oito porções ao dia)	• pães francês, integral, centeio e preto e outros pãezinhos de sal (baguete, muffins), pão de hambúrguer, bolinhos de arroz • biscoitos de sal sem gordura tipo grissini • mingau e a maior parte de cereais secos	• panquecas, waffles, biscoitos e broa comprados prontos	• croissants, pãezinhos amanteigados, pães doces e sonhos • a maioria dos biscoitos aperitivos (são feitos com gordura saturada) • cereais tipo granola feitos com gordura saturada

(Continua)

(Continuação)

	PREFIRA	USE POUCO	DIMINUA O USO
PÃES, CEREAIS, MASSAS, ARROZ, FEIJÃO E LENTILHAS (seis a oito porções ao dia)	• massas simples, como espaguete • arroz de qualquer tipo • feijão de todos os tipos e lentilhas		• massa e arroz preparados com creme de leite, manteiga ou molho de queijo • panquecas, waffles, biscoitos e broa comprados prontos
FRUTAS E VERDURAS (duas a quatro porções de frutas e três a cinco porções de verduras ao dia)	• frutas e verduras frescas, congeladas, em conserva ou secas		• verduras preparadas com manteiga e creme de leite ou molho
SOBREMESAS E LANCHES (evite comer demais)	• sobremesas congeladas de baixo teor de gordura • bolos com baixo teor de gordura • biscoitos com baixo teor de gordura (p. ex. os condimentados com gengibre) • balas com baixo teor de gordura • aperitivos com baixo teor de gordura • bebidas sem gordura (p. ex. bebidas gasosas não alcoólicas, excluindo os refrigerantes, sucos, chá e café)	• sobremesas congeladas usando leite • bolos, biscoitos e tortas feitos em casa usando óleos insaturados em pouca quantidade • sangria e tortas de frutas • batatas fritas e biscoitos à base de milho feitos com óleos vegetais insaturados	• sobremesas com alto teor de gordura, como sorvete • bolos com alto teor de gordura, como a maioria dos comprados em padaria • biscoitos preparados industrialmente • chocolate • batatas chips e salgadinhos • comidas processadas ou ultraprocessadas (comidas pré--prontas)

Evite produtos que contêm gordura, óleo ou ingredientes de alto teor de gordura saturada ou colesterol. Prefira os produtos que contêm ingredientes com baixo teor de gordura saturada ou colesterol.

USE POUCO	DIMINUA O USO
• chocolate em pó • óleos de milho, algodão, açafrão, gergelim, soja, girassol ou azeite • leite desnatado	• chocolate • gorduras de origem animal bovina, presunto, cordeiro, porco, frango ou peru • manteiga • coco, óleo de coco ou azeite de dendê • creme de leite • ovos (principalmente as gemas) • gordura ou óleo endurecido • óleo vegetal hidrogenado • banhas de origem vegetal e animal • achocolatados

Outro tópico importante em relação ao que comemos, além do cardápio, é a forma de preparo, que pode influenciar fortemente no teor de gordura saturada que ingerimos.

10

ATIVIDADE FÍSICA X SEDENTARISMO

Uma das nossas principais advertências aos pacientes é no sentido de que desenvolvam uma atividade física constante e prazerosa para exercitar seus músculos. Quando se fala nesse assunto, muitos pensam que indicamos academias de ginástica ou musculação, que exigem trabalhos extenuantes. Na verdade, uma simples caminhada pode suprir a necessidade de movimentação do corpo.

Existem dois tipos de exercício: isométrico e isotônico. No primeiro, é usado um grupo determinado de músculos em ação e sem contração, subitamente e por um período determinado de tempo. Exemplo destes seriam a musculação e, de certa maneira, o pilates.

O exercício isotônico usa vários grupos musculares em ação e contração por um período mais prolongado, em alternância, o que é fisiológico. Deste grupo fazem parte caminhadas, bicicleta, corrida e natação, por exemplo.

A associação destes dois tipos de exercício é o ideal; um vai propiciar condicionamento físico, ajudar na manutenção do peso corporal, e o outro, dar tônus muscular, que perdemos após os 40 anos, e combater a sarcopenia, que é a perda de músculo advinda da idade.

Por que o exercício físico é bom para o coração? Em primeiro lugar, está comprovado que ele aumenta o HDL colesterol, a fração chamada protetora, pois ajuda na eliminação do excesso de colesterol. O exercício também condiciona o organismo e os músculos como um todo, fazendo o coração necessitar bater menos vezes para suprir suas necessidades. Assim, há menor gasto por parte do coração e, em consequência, a frequência cardíaca e a pressão arterial elevam-se menos.

Todo treinamento físico precisa ser progressivo: não se devem dar cargas iguais a pessoas de idades e condicionamentos diferentes. Para uma pessoa sem histórico familiar da doença, que não apresente fatores de risco e tenha até 35 anos, os exercícios podem ser administrados de maneira paulatina, de acordo com a capacidade muscular de cada um, sem necessidade de exames. A partir dessa idade, ou em qualquer outra para os que apresentam fatores de risco ou histórico familiar de morte súbita e/ou doença coronariana, deve-se sempre fazer uma avaliação, que será indicada pelo cardiologista de acordo com o perfil de cada um.

Em adolescentes, mais do que em crianças, poderemos obter mais lucro na relação atividade física/lipídios. Várias escolas americanas adotam programas para atividade física, fornecem dados sobre nutrição, administram técnicas de diminuição do estresse e fazem controle de peso em crianças. Devemos lembrar que o fato de uma pessoa conseguir ter uma atividade física sem se sentir mal não lhe garante a ausência de doença coronariana, pois esta pode estar num nível muito inicial ou o paciente ter grande capacidade físico muscular, o que lhe possibilita exercitar-se intensamente sem sintomas. (Há um trabalho que mostra que entre 36 corredores de maratona que tiveram infarto ou morte súbita, 75% tinham obstrução coronariana e estavam numa idade média de 46,8 anos, ou seja, a grande maioria conseguia ainda praticar esportes de grande desgaste físico sem sentir nada.)

Não se pode esquecer de que a morte súbita em atletas pode ser ainda por uma doença no músculo do coração chamada cardiomiopatia hipertrófica (o septo e a parede posterior do coração, que costumam ter a mesma espessura, neste caso mostram valores irregularmente aumentados) ou por arritmias malignas geralmente de origem familiar.

O exercício tem impacto benéfico no aumento da capacidade funcional em indivíduos coronariopatas ou não. A diminuição da frequência cardíaca e da pressão arterial pelo condicionamento físico está associada, em alguns coronariopatas, à diminuição da angina no pós--infarto e a menores sinais de isquemia.

Há vários estudos que associam a atividade física regular a uma baixa reincidência de infartos do miocárdio. Atletas maratonistas têm, tipicamente, maior HDL colesterol do que indivíduos sedentários; os não atletas, em programa de treinamento, têm aumento do HDL colesterol de 5 a 15%. A atividade física aeróbica regular faz uma contribuição independente para a redução do risco de doença coronariana.

O programa de estudo do coração de Honolulu demonstrou que homens com idade de 65 anos (ou mais velhos) ativos têm risco relativo 50% menor em relação aos sedentários de desenvolver coronariopatia. Um estudo realizado em Seattle, nos Estados Unidos, mostrou que a atividade física está também associada a uma redução do risco de parada cardíaca; este risco, em homens que costumam fazer exercícios vigorosos, é de apenas 40% em relação ao dos sedentários.

Muitos autores concluíram, após revisão de vários trabalhos, que adultos com atividade física regular têm menor risco de doença coronariana do que aqueles sedentários. Em magnitude, o risco do sedentarismo para a doença coronariana é semelhante ao da hipertensão, das hiperlipidemias e do tabagismo.

Havia um trabalho clássico feito em Londres entre trocadores e motoristas de ônibus de dois andares que indicava que os motoristas (que viviam sentados) tinham uma incidência de doença coronariana maior do que os trocadores, que viviam em constante movimentação, subindo e descendo as escadas dos ônibus e andando para a frente e para trás.

Em pesquisa original publicada em revista científica, apresentei dados comparativos entre adolescentes (13 anos em média) que praticam duas horas de atividade física diária com aqueles que fazem somente uma hora por semana; foram 1.113 alunos de escolas e, naqueles com menos atividade física, encontramos mais hipertensão e obesidade ou sobrepeso, mostrando então a importância do exercício e de se começar cedo. Outro fato é que aqueles com exercício regular tinham pais ou responsáveis praticando exercício regular em maior número do que nas famílias dos que não fazem. O exemplo e incentivo dos responsáveis é fundamental.

A atividade física deve ser regular, ter duração de pelo menos quarenta minutos (pode-se iniciar com trinta) e ter um total de pelo menos 150 minutos por semana, distribuídos entre os dias da semana e nunca concentrados.

A atividade física não é só boa para músculos, articulações e aparelho cardiovascular, mas é também boa para autoestima e saúde mental, considerando que a liberação de endorfinas promove sensação de bem-estar e tranquilidade.

COMO SE DEVE INICIAR UMA ATIVIDADE FÍSICA

Tomadas as precauções descritas anteriormente, recomendamos o uso de roupa adequada, meia de algodão, tênis confortáveis e, no início, que se passe vaselina na planta dos pés para evitar dores articulares e/ou musculares.

É fundamental alongar-se ao início e ao fim das atividades físicas.

A carga de exercícios deve ser aumentada gradualmente, não se pode encarar o condicionamento como uma competição, que exige sempre melhores marcas.

Importante ter atenção aos sinais que seu corpo dá, o que pode significar a necessidade de interromper o exercício para averiguação ou que você está indo rápido demais na intensidade.

Lembre-se, o risco relativo de doença coronariana nos sedentários varia de 1,1 a 2,4. A Royal Society of Medicine e a British Cardiovascular Society definem como não sedentária a pessoa que pratica alguma atividade física extenuante pelo menos três vezes por semana. A frequência, a duração e a intensidade dos exercícios são os parâmetros-chave a se considerar. Geralmente exercícios de três a cinco vezes por semana vão prover adequado condicionamento cardiovascular.

Cícero, já no ano 100 a.C., comentava que o exercício poderia preservar algo dentro das pessoas quando na idade adulta. Maimônides, médico e professor do século XII, recomendava exercício diário: "Qualquer um que fica sentado e não pratica exercícios terá motivo de desconforto físico e falhas no seu interior."

O exercício é uma das medidas não farmacológicas recomendadas para diminuir a pressão arterial; ele pode produzir uma redução de aproximadamente 10mmHg nas pressões sistólica e diastólica. O exercício físico de moderada intensidade está associado também à redução dos sintomas de tensão e pode ter efeito antidepressivo.

Um trabalho concluiu que tanto a mortalidade geral como a por doença cardiovascular e doença isquêmica coronariana nos homens é inversamente relacionada ao nível de atividade física. Se comparamos um grupo mais ativo, em termos físicos, com outro menos ativo, teremos um índice 64% maior de infarto no último.

As contraindicações absolutas para o exercício são para pacientes com arritmias cardíacas graves, hipertensão não controlada; insuficiência cardíaca congestiva, angina pectoris instável, miocardiopatia hipertrófica (dependendo das características) e lesões graves nas válvulas do coração. Pacientes com déficit importante de contração cardíaca, podem fazer exercícios, mas de preferência supervisionados. O exercício diminui os triglicerídeos e também aumenta a fração HDL colesterol após um programa continuado por alguns meses. A resposta é individual e desaparece quando o exercício é descontinuado. Há de se notar que o exercício tem sido relacionado à diminuição da ansiedade e das manifestações psicológicas do estresse. A incidência de complicações cardíacas sem morte parece ser menor quando o paciente com doença coronariana participa da reabilitação cardíaca supervisionada, ou seja, quando ele pratica exercícios graduados e acompanhados clinicamente pelo cardiologista, não atingindo mais do que a frequência cardíaca útil permitir, ou seja, controlando a movimentação pelos batimentos cardíacos.

Todo trabalho muscular deve constar de três fases: a inicial, ou de aquecimento (*warm up*); a aeróbica (*steadystate*); e a fase final (*cool down*), de retorno dos parâmetros aos níveis de base (frequência cardíaca e pressão arterial). A fase de aquecimento, que deve durar de três a cinco minutos, tem como função aumentar a temperatura dos músculos e resultar em maior liberação de oxigênio das hemoglobinas. Também nesta fase se realiza um aumento de perfusão para todos os grupos musculares.

A transpiração é um bom sinal de que os sistemas autorreguladores estão ativados e de que o corpo encontra-se preparado para trabalhos musculares de maior intensidade na fase aeróbica. O exercício aeróbico deve durar de 15 a 45 minutos (mínimo de três, sendo ideal cinco vezes por semana). Neste exercício se atinge o estágio chamado *steadystate*. É a fase do equilíbrio entre o consumo e a oferta de oxigênio, em que os parâmetros hemodinâmicos ficam mais estáveis, como se tivesse sido atingida a velocidade de cruzeiro. Se este equilíbrio não é atingido, há acúmulo de "restos" de produtos como o ácido lático na musculatura, o que pode provocar dores e câimbras.

A inatividade resulta em músculos flácidos, coração frágil, circulação deficiente, falta de ar, obesidade e fragilidade de ossos e ligamentos, em qualquer idade e principalmente com o passar dos anos.

No período chamado *cool down*, a temperatura do corpo diminui por vasodilatação, com sudorese às vezes maior do que durante o esforço. Os mesmos exercícios de aquecimento podem ser usados. Esta fase deve durar mais ou menos de três a cinco minutos e, no final deste tempo, a frequência cardíaca deverá ter retornado à frequência de base no período de repouso. Em pacientes reconhecidamente coronariopatas, algum teste chamado provocativo é de suma importância, e eles devem ser reavaliados pelo menos uma vez ao ano. Se o paciente desenvolve novos sintomas cardíacos ou há alterações nos já existentes, o programa de condicionamento deve ser interrompido imediatamente.

Indivíduos com bom condicionamento físico têm melhor função cardíaca de repouso e durante o exercício, se comparados aos sedentários. O exercício também está associado à melhora do metabolismo dos lipídios e da glicose.

O treinamento físico, nos coronariopatas, não traz novas artérias para o paciente, mas tem a capacidade de desenvolver artérias chamadas "colaterais", já presentes no coração e que interligam as artérias maiores, possibilitando o fornecimento de sangue e, portanto, oxigênio para aquelas regiões com déficit de irrigação por obstrução de uma coronária.

Existem tabelas que nos permitem, através do consumo de oxigênio obtido pelo teste de esforço ou cintilografia, saber a carga de exercício que um paciente está apto a realizar com segurança. Transformamos estes dados, por equações, em METs (um equivalente metabólico) e encontramos que o gasto de percorrer 2.500 metros em trinta minutos é o mesmo de um ato sexual; que jogar cartas, costurar e tocar piano correspondem a caminhar 800 metros em trinta minutos, ou a dirigir um automóvel, ou ainda que defecar corresponde a caminhar 1.750 metros em trinta minutos.

Finalmente, uma palavra sobre "atletas" de fins de semana, aqueles que resolvem correr ou jogar futebol ou voleibol, em pleno sol de verão, somente aos sábados e/ou domingos. A prática esporádica de exercícios é pior do que não os fazer, pois submetem músculos, ossos, pressão e coração a uma carga de trabalho para a qual não estão preparados. Assim, muitas vezes temos notícia de pacientes que morreram ou infartaram quando jogavam uma partida de futebol ou quando entraram para uma academia de ginástica sem uma avaliação prévia. A avaliação é importante, pois a doença coronária pode atingir qualquer um.

No quesito exercícios, não importa o quanto foi feito ao longo da vida, não é como uma caderneta de poupança que vamos depositando ao longo dos anos e a partir de um determinado tempo podemos parar e viver do que foi depositado. Perdemos os benefícios da atividade física a partir de duas semanas de sua interrupção, portanto vale o que se está fazendo agora e não o que já foi feito.

PEQUENAS REGRAS SOBRE A PRÁTICA DE ATIVIDADE FÍSICA

- Se durante o exercício sentir alguma anormalidade, interrompa a atividade e procure repouso. Valorize os sinais que seu corpo transmite.
- Procure um tipo de exercício que combine mais com você, que lhe seja mais prazeroso e que se encaixe no seu dia a dia. Se tiver alguma limitação física, procure um fisioterapeuta para lhe orientar em relação a que exercícios podem ou não podem ser feitos.
- Lembre-se de que a combinação de exercícios aeróbicos com os de peso ou pressão são complementares e desejáveis.
- Use roupas adequadas e que lhe permitam mobilidade. Evite os locais ou horários mais quentes.

Não deixe de alongar antes e depois dos exercícios. Hidrate-se durante e após a atividade física.
- Durante a caminhada, não aumente as distâncias muito rapidamente: o organismo necessita de tempo para se adaptar.
- Quando se passa para outro estágio no condicionamento, primeiro aumenta-se a distância para depois trabalhar o tempo, o que faz crescer a energia aeróbica.
- A caminhada é uma forma de terapia, e não uma competição. Desfrute a caminhada em si, o panorama e o relaxamento que ela pode proporcionar.

11

TABAGISMO

O cigarro é a causa mortis mais passível de prevenção que existe, sendo responsável por mais de uma em cada seis mortes nos Estados Unidos. O tabagista vive menos que o não fumante, com um índice de mortalidade 70% maior para todas as causas de óbito, inclusive doença coronariana.

O cigarro contribui em 22% para a mortalidade geral, 30% para a de origem cardiovascular, 30% para o câncer e 30% para as doenças respiratórias. Está associado a doença dos vasos e do coração, bronquite crônica, enfisema, câncer de pulmão, laringe, faringe, cavidade oral, esôfago, pâncreas e bexiga.

No entanto, parar de fumar em qualquer idade, mas particularmente ainda jovem, está associado a menor mortalidade geral, mas também vascular, respiratória e de câncer. Este benefício já é evidente a partir de três anos da interrupção do tabagismo.

Um estudo mostrou que a pressão arterial diminui em hipertensos que param de fumar, facilitando o controle.

Os grandes fumantes – aqueles que fumam dois ou mais maços por dia – têm índice de mortalidade coronariana duas a três vezes maior que os não fumantes, sendo que a incidência de doença nestes é quatro vezes maior. Os que fumam menos de dois maços correm duas vezes mais risco que os não fumantes. O risco de morte súbita também é duas a quatro vezes maior que nos não fumantes.

Por tudo o que foi exposto, combatemos com todas as nossas energias o hábito de fumar. Pesquisas feitas com médicos, no Rio de Janeiro, apontam o índice de 25% de fumantes e, em trabalho realizado com cardiologistas, obtivemos o alarmante índice de 44% entre fumantes e ex-fumantes.

O hábito de fumar está associado aos níveis de cultura e educação dos povos, já que em países menos desenvolvidos encontramos índices mais elevados. Na África, os índices de tabagismo chegam a estar aumentando.

Os divulgadores da luta antitabagista devem ser os cardiologistas: a Mayo Clinic, uma das mais famosas clínicas americanas, conseguiu erradicar completamente o fumo de suas dependências conscientizando, em primeiro lugar, os médicos, e hoje em dia é proibido fumar nas dependências de qualquer hospital americano e brasileiro.

Observamos, em nossa prática diária, que a maioria das pessoas fuma por pura ansiedade, principalmente nos momentos de maior excitação. Solicitamos aos nossos pacientes que parem bruscamente o hábito, pois a experiência demonstra que interrupções gradativas têm alto índice de insucesso. Para aqueles cuja suspensão do hábito seria fonte de enorme ansiedade, solicitamos, como medida inicial, a diminuição do consumo até o limite de dez cigarros ao dia, fumados não inteiramente e com tragadas mais fracas.

Não existem evidências científicas no que concerne a impacto positivo no uso de cigarros com baixos teores (light) de alcatrão e nicotina: se há algum benefício, esse diz respeito a câncer de pulmão e não a doença coronariana. É fato também que, na troca para marcas de mais baixos teores, os fumantes passam a fumar mais, dar tragadas mais fortes, anulando quaisquer benefícios. Não se pode esquecer que o mal do cigarro está na fumaça, em que existem mais de 3 mil elementos nocivos. Para o fumante passivo (aquele que simplesmente está num espaço fechado onde existe um cigarro aceso), a simples inalação da fumaça traz 25 a 30% maior risco de infarto e AVC, e não existe limite seguro. Filtro e piteira tampouco parecem ser alternativas seguras.

Um famoso estudo realizado na cidade americana de Framingham mostra que o tabagismo não está somente associado a todas as manifestações de doença coronariana, e sim a qualquer mortalidade de origem cardiovascular. O cigarro aumenta o teor de monóxido de carbono (que funciona como veneno para o coração) no sangue, diminuindo a taxa de oxigênio disponível na circulação sanguínea, como também exacerba a probabilidade de desenvolvimento de aterosclerose na aorta abdominal e nas artérias das pernas.

Fumar cachimbo ou charuto não alivia o problema de a fumaça chegar até os pulmões. Métodos "milagrosos" para interromper o vício são ineficazes se a pessoa não está convencida ou não tem realmente vontade. (Estas pessoas retornam ao hábito no primeiro momento de tensão.)

Em relação à queixa de alguns de aumento de peso, na realidade 1/3 dos ex-fumantes ganha peso, 1/3 perde e, em 1/3 das pessoas, o peso não se altera. (Entre os que ganham peso, apenas 10% o mantêm.)

Pesquisadores descobriram que um fumante passivo pode chegar a inalar o equivalente a um ou dois cigarros por dia, e algumas estimativas apontam que isso foi responsável por 5 mil mortes por câncer no pulmão na Inglaterra. Maridos de mulheres fumantes têm duas vezes mais risco de morte por doença coronariana do que maridos de não fumantes; já as mulheres não fumantes casadas com fumantes têm incidência 15 vezes maior de doença coronariana. Encontra-se nicotina no sangue e na urina de não fumantes expostos à fumaça de cigarro. Os riscos de um fumante passivo não necessariamente são iguais aos dos ativos, porém nenhum outro "poluente doméstico" traz maiores riscos de mortalidade para um ambiente fechado.

A maioria dos homens do Leste Europeu fuma. O tabagismo também é comum nas classes sociais mais baixas de Reino Unido, Suíça, China, Filipinas e Estados Unidos. No Brasil, o percentual de fumantes é de 15,9% para homens, 9,6% para mulheres, 9,2% entre os jovens e a faixa etária mais fumante é de 20 a 49 anos.

Em indivíduos mortos em acidentes, por câncer ou outros motivos que não doença coronariana, observou-se um envolvimento aterosclerótico maior de fumantes em relação a não fumantes. O tabagismo tem efeito acelerador e agravante na aterosclerose da parede das artérias coronarianas, sendo causa do aumento do colesterol total, LDL colesterol, triglicerídeos e queda do HDL colesterol. Também o grau de aterosclerose está relacionado ao número de cigarros fumados. Em relação ao HDL colesterol, a própria exposição passiva à fumaça diminui seus índices até em crianças de pais fumantes.

Um cigarro aceso numa sala fechada sem ninguém fumando polui tanto o ar quanto a cidade mais poluída do ABC paulista. No período entre 1965 e 1980, mais de 3 milhões de mortes prematuras por doença coronariana podem ter ocorrido devido ao ato de fumar.

Uma pesquisa com enfermeiras americanas que fumam mostrou risco cinco vezes maior de um evento coronariano. Já as que fumam apenas quatro cigarros ao dia têm duas ou três vezes maior risco. Mulheres fumantes que usam contraceptivos orais aumentam seu risco de infarto agudo do miocárdio em mais ou menos dez vezes. Trata-se de uma associação altamente perigosa, pois ambos aumentam a adesividade plaquetária, o que ocasiona a formação de trombos.

Há grande incidência de tabagismo nos usuários de cocaína que infartam. Em diabéticos, o hábito de fumar dobra o risco de infartos. Cinquenta por cento da redução da evidência de doença coronariana, que vem sendo detectada desde 1968 nos Estados Unidos, podem ser imputados à diminuição do número de tabagistas e ao controle dos hábitos alimentares.

Além de todos os efeitos deletérios, o cigarro interfere nos tratamentos médicos, diminuindo o efeito antianginoso de várias medicações por nós frequentemente prescritas, aumenta o índice de obstrução de pontes de safena e de reoclusão pós-angioplastia.

Pesquisas americanas revelam que o fumante espera que o seu médico o incentive a parar de fumar, apresentando-lhe motivos convincentes. Se todos os americanos parassem de fumar, o número de mortes por doença coronariana poderia ser reduzido em aproximadamente 30%.

Se retornarmos aos índices de mortalidade 70% maiores entre os coronarianos que fumam em relação aos que não o fazem; passando por 80% de causa das bronquites e 90% dos enfisemas; e chegando à recente comunicação do Serviço de Saúde Pública dos Estados Unidos que atestou que o tabagismo custa aos patrões 156 bilhões de dólares em perda de produtividade ao ano, admitiremos a oportunidade de uma campanha, visando à economia, em relação a cada funcionário que parar de fumar. O gasto gerado pela perda de produtividade devido ao fumo passivo é de 5,6 bilhões.

É importante notar que, quando a companhia de aviação norte-americana Northwest lançou o seu programa de antitabagismo em todos os voos, até a Bolsa de Valores de Nova York temeu pela queda vertiginosa das ações desta companhia. O que aconteceu foi justamente o contrário: as filas para seus voos foram crescendo cada vez mais e a procura por ações também aumentou. (A Northwest tem voos inclusive até Tóquio. Atualmente é proibido fumar em qualquer avião.)

Durante um congresso europeu de cardiologia em Barcelona, fui jantar num restaurante, pedi uma mesa para não fumante e o garçom retrucou que só fora da Espanha, mas isso, graças às leis antitabagismo, é passado.

Alguns conselhos que ajudam a parar de fumar:
- não sente após as refeições;
- repouse o suficiente;
- pratique exercícios de relaxamento;
- beba de seis a oito copos de água entre as refeições e sempre que tiver vontade de fumar;
- evite o álcool se isto fizer você sentir vontade de fumar;
- faça exercícios físicos diariamente;
- os *patches* de nicotina (liberação transdérmica) ou as gomas de mascar de nicotina podem auxiliar.

Um capítulo especial nos dias de hoje refere-se aos cigarros eletrônicos, conhecidos como vapes.

Para iniciar, gostaria de relatar o caso de um jovem de 22 anos, sem diagnóstico para doenças conhecidas, fumante diário de vape há dois anos, atendido no pronto-socorro com súbita dor torácica, e seus exames constatam grave infarto do miocárdio e pneumonia não microbiana. Ambos os acometimentos possivelmente relacionados ao uso deste tipo de aparelho. Paciente foi a óbito em três dias.

Os cigarros eletrônicos usam uma bateria para aquecer um líquido especial em um aerossol que os usuários inalam. Não é apenas vapor de água inofensivo. O "suco eletrônico" que enche os cartuchos geralmente contém nicotina (que é extraída do tabaco), propilenoglicol, aromatizantes e outros produtos químicos. Estudos descobriram que mesmo os cigarros eletrônicos que afirmam não conter nicotina contêm vestígios dela. Além disso, quando o e-líquido aquece, mais produtos químicos tóxicos são formados.

O que pode ser encontrado nestes dispositivos?

Nicotina – uma substância altamente viciante que afeta negativamente o desenvolvimento do cérebro dos adolescentes.

Propilenoglicol – um aditivo comum em alimentos; também usado para fazer coisas como anticongelante, solvente de tinta e fumaça artificial em máquinas de neblina.

Carcinógenos – produtos químicos conhecidos por causar câncer, incluindo acetaldeído e formaldeído.

Acroleína – um herbicida usado principalmente para matar ervas daninhas, que pode causar danos pulmonares irreversíveis.

Diacetil – uma substância química ligada a uma doença pulmonar chamada bronquiolite obliterante, também conhecida como "pulmão pipoca".

Dietilenoglicol – um produto químico tóxico usado em anticongelantes que está ligado a doenças pulmonares.

Metais pesados como níquel, estanho e chumbo.

Cádmio – um metal tóxico encontrado nos cigarros tradicionais, que causa problemas respiratórios e doenças.

Benzeno – um composto orgânico volátil encontrado no escapamento dos carros.

Partículas ultrafinas que podem ser inaladas profundamente e ir para os pulmões.

Um estudo mostrou que aqueles que fumam cigarro eletrônico e também os comuns têm quatro vezes mais chance de ter um câncer de pulmão do que aqueles que só fumam os tradicionais. É um pouco a história do sujo falando do mal lavado. Nenhum dos dois presta.

Propagado inicialmente como um instrumento a ser utilizado por aqueles que querem parar de fumar, não é inofensivo, não se comprovou como ponte para interromper o tabagismo e, quando usado em associação ao cigarro comum, torna-se potencialmente mais nocivo para a saúde.

12

A INFLUÊNCIA DO ESTADO PSICOLÓGICO NA DOENÇA CORONARIANA

Fatores psicológicos influenciam e alteram a evolução da doença coronariana. Quando se comparam, durante dez anos, pacientes solteiros e casados que sofreram infarto, constata-se uma sobrevida de cinco anos em aproximadamente 50% do primeiro grupo e 70% do segundo. Existe, na verdade, um baixo índice de mortalidade por doença coronariana entre pessoas casadas, com fortes laços familiares, muitos amigos ou que convivem harmonicamente com outras pessoas.

Existem dois tipos comportamentais psicológicos. Pessoas do tipo A apresentam algumas ou todas as seguintes características: impaciência, fala e gestos rápidos, são muito competitivas e agressivas. As do tipo B são relaxadas, têm fala e gestos suaves, não são apressadas e estão menos sujeitas à raiva. O tipo A tem sido relacionado com uma maior incidência de doença coronariana em relação ao B.

São basicamente duas as reações observadas frente ao diagnóstico da doença, à possibilidade de infarto agudo do miocárdio, à menção à possibilidade de cirurgia, após a operação ou diante de qualquer situação relacionada à doença coronariana. A primeira consiste no amedrontamento do paciente, que tem a sensação de que pode morrer a qualquer momento. Esse paciente está sempre observando todo tipo de sintoma, faz muitos exames e procura assistência médica incessantemente. Na maioria das vezes são pessoas muito fragilizadas, depressivas e que desempenham suas atividades levando à risca o que lhes é recomendado.

Outro tipo de reação consiste em fazer tudo o que nunca se fez, passar a ter comportamento diferente do anterior ao diagnóstico. O paciente pode, por exemplo, começar a beber e a comer muito e a querer mostrar vigor sexual. Esse paciente é mais arredio ao tratamento, pois nega ou esquece a doença e se comporta da forma mais inadequada possível.

Seja como for, pacientes de qualquer tipo, à medida que vencem etapas, adquirem confiança e se conscientizam da importância do tratamento. Costumamos ter como método de trabalho a elucidação mais completa possível do que está acontecendo para o paciente.

Pacientes operados costumam ficar preocupados com as suturas das cirurgias, achando que podem se romper. É possível afirmar que as suturas são realizadas com o máximo grau de segurança para o paciente. Para todos, mas principalmente para as mulheres, há a conveniência de acabamento com suturas mais plásticas do que o realizado alguns anos atrás, com algumas cicatrizes chegando a um mínimo de percepção. É necessário que os pacientes se cuidem de forma racional. A vida de alguém que já foi acometido de infarto, esteve internado em unidade coronariana, operou o coração ou submeteu-se à angioplastia pode ter ótima qualidade sem que se necessite chegar a extremos.

O paciente precisa entender que sua vida pode estar recomeçando... e muito melhor.

13

A DOENÇA CORONARIANA NA MULHER

A doença coronariana tem características especiais no sexo feminino, desde a apresentação, passando pela resposta aos exames, até os resultados obtidos com as várias formas de tratamento.

Uma crença errônea precisa ser modificada: a de que a doença cardiovascular é problema exclusivo dos homens. Na verdade, estima-se que as doenças do coração e dos vasos sejam responsáveis por mais de 1/3 das mortes de mulheres por ano, o que representa mais do que o dobro de todas as formas de câncer reunidas (entre câncer de mama, útero, ovário, pulmão etc.).

Nos últimos vinte anos, a taxa de mortalidade subiu 7,6% na faixa etária de mulheres entre os 15 e os 49 anos.

Como estudos também mostram que as mulheres estão mais sujeitas à hipertensão arterial e ao diabetes do que os homens, elas já começam com um índice aumentado em relação à prevalência dos fatores de risco. A doença arterial coronária em sua forma sintomática usualmente não acontece antes dos 50 anos na mulher, 10 anos depois do que nos homens.

Uma em cada nove mulheres entre 45 e 64 anos tem alguma manifestação de doença cardiovascular. Dos 65 anos em diante, a relação passa a ser de uma em três. A mortalidade por infarto no sexo feminino está concentrada após os 65 anos. (Cerca de 1/3 dos infartos entre mulheres com menos de 65 anos se dá antes dos 45 anos.)

No entanto, as taxas de mortalidade têm sofrido modificação importante devido a um melhor controle e conhecimento da doença, mas, mesmo assim, representam 35% das mortes, o que totaliza mais de 8 milhões de mortes por ano. A mortalidade por doença coronariana teve queda de 17%, a por acidente vascular cerebral, 24%, e a por doença cardiovascular, 12,5%.

O perfil das mulheres mais sujeitas a doença das coronárias apresenta dados interessantes. Estudos realizados nos Estados Unidos revelam que as mulheres com maior propensão a infarto são as que têm filhos em casa e trabalham geralmente em escritórios, subordinadas a patrões de quem não gostam. Mulheres religiosas, com posição no clero, apresentam índice duas vezes maior de infarto do que as que ficam em casa. As que trabalham fora de casa apresentam o mesmo índice de doença coronariana das que não o fazem.

Mulheres com níveis educacional e intelectual mais altos têm menor incidência de fatores de risco e, portanto, estão menos propensas a desenvolver doença cardíaca. No grupo de mulheres pouco esclarecidas, encontramos mais casos de colesterol alto e inexistência de atividade física.

Rejeitando a possibilidade de qualquer tipo de pensamento machista, afirmo que a grande vilã na história da doença coronariana entre mulheres é a sua corrida para igualar-se ao homem. Com isso, a mulher passou a adquirir os maus hábitos masculinos, tais como fumar e beber em demasia, alimentar-se mal, praticar pouco ou nenhum exercício físico. A roda-viva do dia a dia e a competição profissional também aumentaram seu grau de ansiedade. Finalmente, com a liberdade sexual, as mulheres passaram a utilizar anticoncepcional oral mais cedo e por longo período.

Com alguma frequência, deparamos com mulheres que apresentam sintomas de dores torácicas bastante compatíveis com angina pectoris, às vezes com alterações eletrocardiográficas sugestivas, teste ergométrico positivo para a presença de isquemia, porém com artérias coronárias normais ao cateterismo cardíaco. Este quadro poderia ser compatível com doença da microcirculação, ou do próprio músculo, ou com espasmo coronariano. A chamada síndrome X também está dentro desse quadro e atinge principalmente mulheres na faixa entre 40-50 anos, na perimenopausa ou pós-menopausa, com bom prognóstico no longo prazo, porém resposta ruim às medicações vasodilatadoras em relação à dor no peito.

A doença cardíaca fatal é cinco vezes mais comum entre as mulheres com história de infarto de pai ou mãe antes dos 60 anos e 2,6 vezes mais comum se o infarto em um dos progenitores tiver ocorrido depois dos 60 anos. Em relação a acidente vascular cerebral, a presença da doença em um dos pais identifica a mulher como sendo de alto risco.

O ponto fundamental das características próprias da insuficiência coronária no sexo feminino parecem ser os hormônios. Durante a fase procriativa, ou seja, da menarca (primeira menstruação) à menopausa, a mulher estaria protegida. Depois, a incidência da doença passa a ser maior, o que constata o efeito protetor dos hormônios femininos. Resultados de estudos realizados na cidade Framingham sugerem que o útero, mais que a função ovariana, confere o efeito protetor à mulher em relação à doença coronariana.

Durante a fase procriativa, a mulher moderna sofre uma importante agressão pelos anticoncepcionais orais, as chamadas pílulas anticoncepcionais. Estas promovem diminuição do HDL colesterol, aumento do LDL colesterol, de triglicerídeos, glicose, pressão arterial e também da adesividade plaquetária, que permite a formação de trombos dentro das coronárias, obstruindo o fluxo sanguíneo e provocando o infarto. Conferem ainda risco de tromboembolismo, evento não tão pouco frequente entre as usuárias. Estas, têm chances seis vezes maiores do que as outras de desenvolver hipertensão arterial, que ocorre num período de dois anos a partir do início do uso.

Mulheres com história de hipertensão arterial transitória durante a gravidez costumam ter risco quatro vezes maior de aumento patológico dos níveis tensionais durante o período de uso de anticoncepcional oral. Quando o uso da pílula está acompanhado de subida da pressão arterial, sua administração deve ser suspensa imediatamente. Com essa medida, os níveis tendem a voltar à normalidade num prazo de quatro meses. Se houver nova tentativa de uso, a pressão voltará a subir.

Parece-nos que o efeito maléfico do anticoncepcional no HDL e no LDL colesterol está mais relacionado às quantidades dos hormônios progesterona e estrogênio presentes. O uso de qualquer anticoncepcional oral deve se dar sob orientação médica que realize o controle dos níveis hormonais.

Trabalho realizado com uma população de 107 mulheres jovens que sofreram infarto agudo do miocárdio antes dos 45 anos aponta que 26 delas eram completamente saudáveis, sem presença de nenhuma doença ou fator de risco prévio. Destas, vinte faziam uso de anticoncepcional oral justamente antes da admissão hospitalar e 24 também fumavam.

Estudos recentes mostram que mulheres fumantes que fazem uso de anticoncepcional têm 39 vezes mais chance de sofrer um infarto e 22 de serem acometidas por um acidente vascular cerebral do que aquelas que não fazem essa combinação. *A associação voluntária de tabagismo e anticoncepcional oral é, a nosso ver, uma forma de suicídio.* Tal associação potencializa os efeitos negativos isolados em relação à elevação da pressão arterial, à formação de trombos e ao aumento da incidência de infarto agudo do miocárdio. A interrupção do uso de anticoncepcional oral anula o aumento de risco de doença coronariana na mulher.

É preciso esclarecer, no entanto, que os anticoncepcionais mais modernos contêm menores níveis hormonais que os mais antigos, com isso diminuindo os riscos.

Em relação aos fatores de risco, as mulheres também apresentam características próprias. Aquelas com 25 anos ou mais tendem a ter níveis de colesterol mais baixos do que os homens na mesma faixa etária. Porém, aos 45, os homens têm o colesterol tendendo a normalizar-se, e, nas mulheres, as taxas começam a aumentar.

O HDL colesterol costuma, de modo geral, atingir níveis mais elevados no sexo feminino. A partir da sexta década, ele ainda continua a ser, na média, maior do que o do homem, mas após a menopausa essa diferença diminui bastante, o que aumenta o risco potencial. A mulher diabética tem três vezes mais infarto que a não diabética, enquanto no homem essa relação é de duas vezes. Mesmo a mulher portadora da chamada intolerância à glicose costuma ter alterações significativas também nos lipídios, como aumento dos triglicerídeos, do LDL colesterol e baixa de HDL colesterol. Também por razões não conhecidas, o diabetes duplica o risco de um segundo infarto, fato não verificado em relação aos homens.

A maior incidência de doença coronariana em mulheres com altos índices de glicemia está mais marcada acima dos 65 anos, porém são relatados casos de infarto em moças de 18-19 anos que possuem diabetes infantojuvenil (insulinodependentes) e concomitantes alterações nos lipídios.

Um dos mais significativos fatores de risco para o infarto é o tabagismo (menor na ausência de associação com anticoncepcional oral). As estimativas dão conta de aproximadamente 10 em cada 100, ou seja, 37 milhões de mulheres americanas são fumantes e que, em razão desse hábito, têm duas a seis vezes mais chance de vir a sofrer um infarto do que as que não fumam. Mulheres que fumam 25 ou mais cigarros por dia estão cinco vezes mais sujeitas a doença coronariana do que aquelas que nunca fumaram. Trinta e cinco cigarros por dia significam risco dez vezes maior de episódio coronariano. Outro fato curioso é que as mulheres tabagistas chegam à menopausa prematuramente, o que, acrescido dos fatores hormonais da menopausa, funciona como elemento multiplicador do risco.

No Brasil, elas fumam menos que os homens e o consumo vinha caindo até 2021, quando voltou a aumentar.

Em relação à interrupção do hábito de fumar, a mulher é menos propensa do que o homem. Quando consegue interromper o hábito, é ela quem a ele retorna com mais frequência. Observem estes números: 50% recomeçam a fumar depois de três meses; 20% num período de nove meses. São as mulheres, porém, que mais se beneficiam com a interrupção do hábito: o risco de doença coronariana cai rapidamente e de forma bem mais positiva que em relação ao sexo oposto.

Na relação da mulher com o coração, os hormônios muitas vezes agem como vilões. Talvez um grupo entre 50 e 59 anos, ou a até dez anos da menopausa, possa se beneficiar da reposição hormonal. Nossa posição, portanto, é de usarmos o hormônio criteriosamente, avaliando caso a caso, segundo a história pregressa, familiar e a presença de sintomas do climatério e de acordo com a supervisão do ginecologista, mas nunca indiscriminadamente. Além do que a reposição não está indicada como prevenção para doenças cardiovasculares.

Se a menopausa é provocada artificialmente por uma retirada cirúrgica do útero (histerectomia), o risco de infarto aumenta muito rapidamente. O uso de hormonoterapia em mulheres com mais de dez anos de menopausa ou acima de 60 anos pode ter efeito negativo para o sistema cardiovascular e, a princípio, deve ser evitado ou usado com muito critério e sob supervisão. Em condições diferentes, no entanto, pode ser benéfico, mas sempre aplicado em função dos sintomas do climatério e não para reduzir risco cardíaco.

Mulheres com histórico familiar ou mesmo pessoal de câncer de útero ou mama devem evitar o uso de estrogênio. Em razão disso, quando se prescrevem hormônios, devemos levar em conta a possibilidade de aumento do risco em relação a essas formas de câncer. A associação de estrogênio com um hormônio sintético chamado progestin (forma sintética da progesterona) poderia cancelar o risco de aparecimento de câncer do endométrio. Fato curioso é que a progesterona anula os efeitos benéficos do estrogênio, aumentando o LDL colesterol e diminuindo o HDL colesterol.

De um modo geral, porém, o uso através da via transdérmica ou transvaginal evita a primeira passagem do metabolismo e diminui os efeitos indesejáveis, como as alterações nos lípides.

Com a doença já instalada, o curso na mulher é significativamente diferente. Mulheres que sofrem um infarto agudo do miocárdio têm duas vezes mais chance de morrer do que o homem nas semanas seguintes. Na evolução em longo prazo, enquanto 39% das mulheres morrem no primeiro ano, entre os homens essa taxa é de 31%.

Estatísticas mostram que há 22% mais mortes por infarto e 75% por acidente vascular cerebral na população feminina negra em relação à branca. Entre 35 e 74 anos, a mulher negra morre mais de uma a uma vez e meia do que as de outras raças. Já depois dos 75, a mulher branca morre mais do que a de raça negra.

Voltando nossa atenção para o diagnóstico, no teste de esforço a mulher apresenta uma incidência maior de falsos positivos, ou seja, alterações eletrocardiográficas compatíveis com a presença de isquemia miocárdica, mas que não correspondem à presença de doença coronariana obstrutiva e, portanto, com um valor preditivo pequeno. A mulher não se adapta bem à esteira rolante, tendo, em geral, dificuldade em desenvolver este esforço físico, frequentemente não atingindo índices mínimos para diagnóstico. Os testes de esforço acoplados à medicina nuclear têm maior preditivo principalmente quando negativos para a presença de isquemia.

As diversas formas de tratamento apresentam respostas particulares na mulher. Suas artérias coronárias costumam ser tortuosas e mais finas que as do homem, dificultando e piorando a performance das cirurgias de revascularização miocárdica, por ponte de safena ou artéria mamária. As artérias mamárias das mulheres são mais finas e sua utilização nem sempre é possível, bem como o uso das duas artérias mamárias costuma ser evitado pelos cirurgiões. A mortalidade operatória da mulher na cirurgia de revascularização é duas vezes maior que a do homem. O índice de obstrução das pontes, após dois anos, é maior na mulher, estando elas também mais sujeitas a voltar a ter angina após a operação. Em relação aos transplantes cardíacos, o prognóstico também é pior se o doador ou o receptor for do sexo feminino.

A utilização de substâncias trombolíticas na fase superaguda do infarto tem resultados menos favoráveis junto ao sexo feminino, como também a desobstrução das coronárias pelo cateter balão (angioplastia coronária transluminal percutânea, com ou sem implante de stent intracoronário), procedimento cujo índice de mortalidade (raro) durante sua realização também é maior na mulher, porém de grande valor terapêutico, sem dúvida.

Contudo, em relação à queda da incidência de coronariopatia, as mulheres têm índices mais positivos do que o homem. Os médicos precisam estar mais atentos à possibilidade de doença coronariana na mulher, valorizando mais as queixas e a história da paciente para que os sintomas possam ser interpretados adequadamente, facilitando o diagnóstico e o pronto tratamento.

A conclusão é que as medidas preventivas, para a mulher, devem ser bem mais rigorosas do que para o homem. Controlando tabagismo, pressão arterial, LDL colesterol, HDL colesterol, obesidade/sobrepeso, diferenças hormonais e inatividade física, teremos provavelmente resultados melhores e mais lucrativos na mulher do que no homem.

14

O QUE SÃO PREVENÇÃO PRIMÁRIA E PREVENÇÃO SECUNDÁRIA

A prevenção primária visa às pessoas aparentemente sadias na população de um modo geral e principalmente ao grupo que apresenta perfil de risco. É com a prevenção primária que se tem maior potencial de influência na história do processo aterosclerótico, principalmente se esforços neste sentido são iniciados mais precocemente, como nas crianças.

A prevenção secundária visa atingir os sabidamente já portadores da doença, impedindo seu avanço ou, mais modernamente, fazendo-a regredir (em parte). Alguns trabalhos com drogas, para diminuir os níveis sanguíneos do colesterol, e outros apenas usando atividade física moderada (podendo ser só caminhada), dieta vegetariana e técnicas de relaxamento psicológico mostraram regressão do tamanho da obstrução coronariana, sem, entretanto, atingir relato de completa desobstrução.

As medidas a serem tomadas, para cada fator, têm enfoques particulares. Diferem na periodicidade, nos tipos de exames que devem ser solicitados e principalmente no grau de exigência em relação aos resultados. Na população em geral, sem nenhum dado que sugira candidatura à doença em potencial e dependendo da idade, as análises do lipidograma (colesterol e suas frações, e triglicerídeos) e de um teste ergométrico anual podem ser mais do que suficientes.

Os assintomáticos, porém, que fazem parte de um grupo de maior risco, devem primeiro corrigir seus dados anormais e concomitantemente realizar exames semestrais, com diminuição desta frequência de acordo com possíveis modificações no quadro.

Os exames de imagem, como tomografia do coração e ressonância magnética, podem ter grande valia dependendo do caso do paciente, tanto na avaliação diagnóstica como na diferenciação ou no prognóstico.

Portadores da doença que estejam em ou que já tenham se submetido a qualquer forma de tratamento devem realizar exames mais frequentes, de acordo com cada caso. Para estes pacientes, o grau de exigência em relação aos resultados deve ser maior, buscando-se sempre níveis de excelência e não só de normalidade. Além do controle e dos exames, uma droga em especial faz parte da prevenção secundária: a aspirina, ou outro antiplaquetário, dependendo do caso. Em nossa opinião, ela está indicada para os pacientes coronarianos que estejam sob terapêutica medicamentosa e para os que já tenham se submetido a cirurgia de revascularização miocárdica e/ou angioplastia. Não há bases definitivas que recomendem seu uso por pessoas que reúnam vários fatores de risco, mas talvez seja uma indicação correta para alguns casos. (Não existem dados que nos levem ao uso rotineiro em todas as pessoas; não representaria custo-benefício pois pode-se correr um pequeno risco de sangramento cerebral.)

O princípio do uso da aspirina baseia-se nos achados, do final da década de 1960, sobre os efeitos da adesividade plaquetária, que teria por intenção evitar a formação do trombo nas artérias. A recorrência de infarto agudo do miocárdio cai 22% com o uso de aspirina, não havendo, porém, diminuição estatisticamente significativa da mortalidade. Registram-se também melhora significativa da durabilidade das pontes de safena e reestenose após angioplastia com o uso da aspirina. Pós infarto ou implante de stent necessita-se, por um período, de dupla antiagregação plaquetária, que implicará no uso concomitante de dois deste tipo de medicamento. A aspirina tem papel muito importante na fase aguda do infarto, sendo sua administração uma das primeiras medidas que recomendamos para o tratamento. Seu uso também evidenciou diminuição da reobstrução das artérias após o uso de substâncias trombolíticas. Deve-se atentar para efeitos adversos, tais como irritação gástrica e sangramento intracraniano, principalmente naqueles com hipertensão arterial não controlada.

A prevenção primária permite que se tenha um potencial maior de influência no processo aterosclerótico, principalmente quando os esforços se iniciam bem cedo. Sabemos que entre 3 e 24% das crianças em idade escolar têm níveis altos de colesterol e/ou triglicerídeos, sendo que a média real está em torno de 5%. Essas crianças têm alteração de origem familiar e apresentam sinal característico chamado halo corneano, que vem a ser um círculo branco em torno da córnea. No entanto, é preciso saber que a maioria dos casos de hiperlipidemia não tem origem genética, e sim influência externa.

A Academia Americana de Pediatria recomenda a avaliação do colesterol em crianças, a partir dos 2 anos de idade, que tenham histórico familiar de hiperlipidemia ou infarto do miocárdio em idade jovem (pessoas com menos de 55 anos, para os Estados Unidos, e com menos de 45, para o Brasil).

Chegou-se à conclusão de que a diminuição da mortalidade por doença coronariana nos últimos anos é resultado dos cuidados de prevenção, e não por uma melhoria geral da saúde da população. Se olharmos alguns números mais, vamos ter uma exata noção da importância da prevenção, principalmente a primária. Das pessoas acometidas por infarto, 30% morrem ainda na fase aguda e mais de 50% não se recuperam. Somente 20% das mortes prematuras são por causas hereditárias e 50% são por hábitos de vida errados.

Alguns anos atrás, publiquei uma pesquisa avaliando 1.135 pessoas de uma empresa, de faxineiros a funcionários de diretoria. Evidenciamos que as pessoas de melhores níveis salarial e educacional estavam mais conscientizadas em relação aos perigos da doença coronariana. Alguns números foram assustadores: 85,8% das pessoas eram sedentárias (principalmente as em cargos inferiores), 60,7% consumiam álcool em doses maiores do que um drinque; 51,1% consideravam-se tensas, ansiosas ou nervosas; 40,6% tinham histórico familiar de doença coronariana; 36,7% eram fumantes; 28,3%, diabéticos; 23,3%, sabidamente com alteração de colesterol; 16,2%, sabidamente hipertensos; e 11,1%, mulheres que fumam e fazem uso de anticoncepcional oral. Esses números alarmantes podem ser considerados espelho da população economicamente ativa do Rio de Janeiro.

Em outro estudo, com 2.337 pacientes com obstruções em artérias coronárias que foram assistidos por um grupo multiprofissional com cardiologista, psiquiatra, nutricionista e professor de educação física, se esclareciam, em pequenas palestras para grupos pequenos, o que eram os fatores de risco, seus malefícios e como combatê-los. O resultado é que 72% dos que não tinham nenhuma atenção à sua alimentação passaram a ter; dos 55% sedentários, 71% passaram a exercitar-se ao menos três vezes na semana; e finalmente, dos 9% que fumavam, 60% pararam. O resultado disso, sem nenhuma interferência ou modificação na medicação, é que aqueles que adotaram um estilo de vida mais saudável perderam peso, diminuíram a circunferência da cintura e controlaram melhor o LDL colesterol. Isto me revelou que quando o paciente tem apoio e é esclarecido detalhadamente sobre sua doença e os benefícios de combatê-la conseguimos resultados entusiasmadores.

Três dos mais importantes fatores de risco podem não causar qualquer sintoma nos seus estágios iniciais: pressão arterial alta, colesterol alto (ou qualquer anormalidade no lipidograma) e o diabetes melito. Os adultos devem fazer exames médicos periódicos no intuito de detectar logo qualquer anormalidade.

As mudanças no estilo de vida, necessárias à prevenção, não podem ser consideradas substitutas dos exames médicos periódicos (os check-ups), pois não asseguram prevenção ou controle de hipertensão arterial, hipercolesterolemia ou diabetes, e sim reduzem a chance do seu aparecimento no futuro. A prevenção salva vidas, melhora a qualidade delas e, com o tempo, economiza dinheiro, pois é menos dispendiosa que um tratamento para sempre.

Não se pode esquecer que a saúde física está associada à saúde mental, e é necessária uma ação conjunta para se obter os resultados desejados. Do ponto de vista psicossocial, mudanças que envolvem rupturas sociais, como divórcio, desemprego ou morte do cônjuge, podem contribuir, de maneira importante, para o agravamento do perfil coronariano. Pacientes que vivem isolados ou sob alto grau de estresse têm índices de mortalidade maiores após o infarto, sendo um campo importante a ser trabalhado na prevenção secundária, por meio de aconselhamento, técnicas de combate ao estresse e maior integração do paciente com a família, amigos ou instituições.

É com satisfação que vejo uma criança americana saber que muito sal aumenta a pressão, muita gordura não faz bem ao coração, sem criar, porém, nenhum comportamento histérico em relação a isso, o que possibilita uma prevenção mais eficaz.

Alguns pacientes alegam que já viveram o suficiente, têm filhos criados ou perderam o interesse pela vida e veem no descuido em relação à doença a possibilidade de morrerem subitamente. O fato é que alguns sofrem muito com a progressão da doença, com dores no peito e/ou cansaço intenso, até chegar à incapacidade total. A preocupação com a prevenção é tão grande nos Estados Unidos que os hospitais têm monitores de televisão para todos os pacientes, e, além da programação comercial normal, apresentam um canal com explicações sobre as principais doenças, os procedimentos, a conduta pós-cirurgia, a angioplastia, o infarto etc. Além disso, existe por todo o país uma rede de tevê a cabo, Lifetime Medical Television, que apresenta o programa *Cardiology Update*, com temas como o transplante cardíaco, a aspirina e a doença coronariana, o colesterol e o paciente de baixo risco etc.

Em hospitais como Cleveland Clinic e Washington Hospital Center existem aulas, duas vezes por semana, para familiares de coronariopatas, mostrando quais deveriam ser as modificações nos hábitos de vida do paciente, noções de alimentação, ou seja, informações semelhantes às que hoje são ministradas nas escolas. Informando-se bastante e fazendo as vezes de psicanalista, o cardiologista pode conseguir grandes avanços e vitórias extraordinárias no setor de prevenção.

15

EPISÓDIO AGUDO

No consultório ou no hospital, e até mesmo em meu convívio social, ouço sempre a pergunta sobre o que fazer na fase aguda do infarto do miocárdio. O que fazer quando um parente, um vizinho, um colega de trabalho ou qualquer outra pessoa é acometida do que se chama "ataque cardíaco"?

Na verdade, não existe uma prática que se aplique a todos. É muito comum ver nas ruas, ou nos encontros sociais, alguém que oferece remédios sublinguais às pessoas, à guisa de resolver qualquer problema de mal-estar, principalmente se localizado no tórax. Há pessoas que nunca tiveram a doença e que, no entanto, não se afastam do vidrinho de vasodilatador coronariano sublingual (hoje em dia, de pouco uso), como se esse procedimento pudesse, a qualquer momento, lhe devolver a vida ameaçada. Para início de conversa, deve-se levar em conta que remédios de uso sublingual não duram eternamente: não se pode guardá-los à espera do dia em que salvem a vida de alguém.

Em alguns casos, os vasodilatadores coronarianos podem piorar o quadro da doença coronariana aguda em vez de melhorá-lo. Quando o paciente se encontra em fase aguda de infarto ou de angina, o uso do remédio associado a uma já existente pressão baixa (os vasodilatadores, em geral, baixam a pressão) pode provocar mais isquemia, fazer com que haja menos sangue na região afetada, menos oxigênio e, provavelmente, potencializa o risco de aumento da área infartada.

A conduta mais acertada em casos de episódio agudo é procurar imediatamente socorro médico.

A aspirina, usada numa dose de 125 a 325mm, mastigada e absorvida por via sublingual, poderia ser o remédio de escolha na fase aguda de um evento coronariano. Ela funcionaria como um antiadesivo plaquetário, tentando evitar a formação do trombo (na maioria das vezes, o causador do infarto) e poderia ser usada até que a assistência médica viesse a se ocupar do paciente. Entretanto, não deve ser administrada a pacientes com gastrite, úlcera duodenal ou de qualquer outro tipo, pressão arterial não controlada ou problemas de coagulação.

O que mudou no tratamento da doença coronariana de antigamente para hoje em dia? Eu diria praticamente tudo.

Dependendo do tipo de infarto, do tipo de hospital disponível e do quadro do paciente, a primeira opção seria o cateterismo cardíaco ou o uso de trombolíticos venosos, sendo o primeiro a melhor indicação para os infartos clássicos.

O uso das substâncias trombolíticas (dissolvem o coágulo sanguíneo), que permitem a passagem do fluxo sanguíneo total ou parcial para a região em sofrimento, foi um dos primeiros grandes avanços após o advento das unidades coronarianas. Tais substâncias podem diminuir a extensão do infarto, a gravidade e, em alguns casos, até evitar a sua consumação.

As substâncias trombolíticas podem ser usadas em qualquer hospital, sendo uma opção para quando não se tem muita tecnologia. Assim, é possível o início do tratamento do infarto agudo do miocárdio onde houver seringa, agulha, a droga, aparelho de eletrocardiograma e aparelho de pressão, ou seja, tão rápido quanto numa ambulância. Porém, pelas variadas contraindicações e pela hesitação por parte de alguns não especialistas, apenas 35% dos casos de infarto são beneficiados com esse tipo de tratamento.

A dor, ou em alguns casos a falta de ar, dá início aos sintomas de um infarto. A rapidez no atendimento é crucial para que se ofereça um tratamento moderno, que pode ser bastante agressivo em alguns casos específicos. A angioplastia ou a própria cirurgia cardíaca podem ser utilizadas.

Numa fase aguda, o tempo é fator extremamente importante, pois existe uma "janela" após o início dos sintomas em que se pode usar, com bons resultados, a terapia mais moderna. O benefício da terapia será tanto maior quanto mais próxima do início dos sintomas. O ideal é que ela se inicie em no máximo seis horas a partir do começo dos sintomas, mas em no máximo sessenta minutos os benefícios seriam maiores.

No caso de pacientes em quem a estreptoquinase (um dos primeiros trombolíticos) foi administrada entre três e seis horas, houve 17% de redução na mortalidade, entre zero e seis horas, 23%, e naqueles tratados em uma hora, 47%.

A colaboração por parte de motoristas e enfermeiros de ambulância é fundamental em caso de episódio agudo. Para a presteza do atendimento, no entanto, além do elemento humano, é necessário um sistema rápido de ambulâncias, eficiente e posicionado estrategicamente. Já vivenciamos cenas dramáticas em ambulâncias, com pacientes infartados presos em um trânsito infernal. Para salvar alguém, é mais importante um bom meio de locomoção por terra do que sofisticações como helicópteros e jatinhos UTI. O atendimento médico ao paciente infartado só será eficaz se a ajuda for procurada imediatamente. Por isso mesmo, nessa fase, o transporte aéreo do paciente ainda espera melhor determinação custo/ benefício. Porém, hoje em dia, nos melhores centros, o tratamento já é iniciado na ambulância e conta com o apoio remoto e direto do hospital.

Unidades coronarianas com boa equipe técnica e rapidez de funcionamento podem modificar substancialmente o curso clínico de um paciente. As arritmias, maiores causadoras de óbito na doença coronariana, ocorrem principalmente nas primeiras 72 horas do episódio agudo e podem ser melhor controladas e diagnosticadas numa unidade coronariana.

Um bom serviço de hemodinâmica disponível 24/7, com médicos bem treinados e experientes, é um diferencial na fase aguda dos infartos maiores ou, num segundo momento, nos demais. Quanto mais ágil for o diagnóstico e o início do tratamento, maior será o benefício para o paciente.

Para o correto diagnóstico da doença coronariana, o dado principal é a análise da história clínica do paciente, que, se for compatível, prescinde de qualquer exame. Aos pacientes que tenham feito um eletrocardiograma, recomendo que o guardem, pois ele pode sofrer variações importantes. Em relação à isquemia, a variação no eletrocardiograma pode ajudar muito no diagnóstico. Dois eletrocardiogramas normais do mesmo paciente, porém diferentes entre si, podem representar doença. O valor comparativo de eletrocardiogramas é muito importante e às vezes essencial para o diagnóstico. Por outro lado, eletros alterados podem não significar existência da doença: tenho pacientes com eletros alterados durante toda a vida sem que nunca a tivessem desenvolvido.

Uma angina típica (dor) de mais de trinta minutos de duração já diagnostica infarto de algum grau, mesmo que o eletrocardiograma seja normal e os valores das enzimas estejam dentro dos limites da normalidade. São os chamados microinfartos.

Os sintomas mais comuns do infarto são pressão, desconforto, aperto ou dor no centro do tórax que dura dois minutos ou mais. Esta dor pode espalhar-se para o pescoço, a mandíbula, os braços e as costas, provoca leve tonteira, sudorese intensa, náusea e dispneia. Não é necessário que todos esses sintomas estejam presentes para se fazer o diagnóstico de infarto. As vezes só existe um ou mesmo nenhum (como é o caso em relação a pacientes diabéticos). Não esqueça que esses sintomas podem desaparecer e você tenderá a achar, erroneamente, que já está bom.

Pequenas noções de recuperação podem ser muito úteis e às vezes até salvar vidas. Um paciente que sofra uma parada cardiorrespiratória, perca os sentidos e sofra convulsões pela falta de oxigenação do cérebro pode ter sua vida salva até a chegada da assistência médica com massagens cardíacas repetidas, sobre uma superfície dura.

Outro procedimento importante é colocar-se a cabeça do paciente em posição reta, olhando para o teto, com o queixo para cima e a boca fechada (a não ser que haja alguma obstrução nasal). Não haverá, então, risco de asfixia por uma queda da parte posterior da língua. (Neste momento, as próteses dentárias devem ser retiradas.)

Em caso de vômitos, para se evitar a aspiração e consequente infecção respiratória, deve-se virar a cabeça do paciente para um dos lados, permanecendo o tronco deitado de barriga para cima.

Não esqueça: sintomas semelhantes, ocasionados por outras doenças, geralmente não levam à morte; a doença coronariana, sim.

TAKOTSUBO OU SÍNDROME DO CORAÇÃO PARTIDO

Esta síndrome foi descrita inicialmente no Japão. Takotsubo (em japonês) refere-se ao formato de uma armadilha e significa "pote para capturar polvos".

Chamada de Síndrome do coração partido, trata-se de evento agudo simulando infarto agudo do miocárdio, porém com coronárias sem obstruções. Mais comum em mulheres após a menopausa que passam por um período de estresse emocional.

O quadro clínico, a dor torácica e o eletrocardiograma são muito semelhantes ao infarto, e a realização de um cateterismo cardíaco é o que define a diferença entre estes dois diagnósticos, embora o ecocardiograma possa sugerir fortemente o diagnóstico pelo formato do ventrículo esquerdo.

Na verdade, é uma cardiomiopatia (atinge o músculo cardíaco), determina alteração (perda) da força de contração de uma parte do coração com algumas características detectadas pelo ecocardiograma ou pela ressonância magnética cardíaca. Estas alterações usualmente regridem com o tempo, mas podem ser tão significativas que é possível que levem a um quadro grave ou mesmo ao óbito.

Seu tratamento difere do empregado nos eventos coronarianos agudos, daí a importância do diagnóstico precoce.

16

AVANÇOS NO TRATAMENTO

As técnicas modernas trouxeram melhores opções de tratamento para a doença já constituída. Os remédios hoje têm resultados mais facilmente comprovados, são mais eficazes e apresentam poucos efeitos colaterais.

Os estudos nos mostram minuciosamente a fisiopatologia da doença, permitindo um maior índice de sucesso terapêutico com uso de drogas e suas combinações. É importante notar que algumas drogas agem melhor em determinados horários que em outros, requerem exames laboratoriais periódicos e acompanhamento e monitorização do cardiologista.

Hoje em dia dispomos de três tipos de tratamento das obstruções coronárias: somente medicamentos, cirurgia de revascularização e a angioplastia com implante de stent. Nenhum é melhor que o outro, cada um deles será o mais indicado dependendo de cada caso individualmente, e em todos eles haverá necessidade de algum tipo de remédio.

As cirurgias usando pontes de safena continuam sendo muito efetivas como procedimento de revascularização miocárdica. A implantação de pontes de safena foi iniciada pelo argentino René Favaloro, na Cleveland Clinic, em 1968. O princípio do uso das veias safenas ou das artérias mamárias é possibilitar a chegada de maior fluxo de sangue a determinada região do músculo cardíaco que se encontra em sofrimento isquêmico por algum grau de obstrução na artéria que lhe deveria nutrir. A técnica consiste em retirar a safena da perna, implantar uma "boca" na saída da aorta (para captar o sangue) e outra após a obstrução, o que permitirá a chegada de sangue à região. É possível também, com o mesmo objetivo, usar artérias radiais retiradas do antebraço do paciente ou, ainda, as artérias mamárias para este fim; o conceito é semelhante, só que estas já estão no tórax e basta se desconectar a parte distal para conectá-la após a obstrução da artéria acometida, sendo as pontes de mamárias mais eficazes e duradouras que as de safenas. Para o sucesso da cirurgia, são necessários o bom estado da artéria, a fácil localização das obstruções e a rapidez e a habilidade do cirurgião. A angiocoronariografia é um exame indispensável para se saber a necessidade de uma cirurgia, pois filma o estado anatômico das artérias. Porém, nem sempre existe indicação para este exame e, às vezes, outros podem ser complementos importantes e necessários.

Na revascularização feita com artérias mamárias internas (que são duas e ficam localizadas no tórax, atrás do esterno), ambas podem ser utilizadas, sendo que a esquerda, por seu tamanho e localização, está mais adequada a ser ligada à artéria coronária descendente anterior, a maior e mais importante do coração. A técnica consiste em "desconectar" a parte mais próxima ao coração e "conectá-la" novamente à coronária. As artérias provêm um aporte de sangue maior que as safenas, pois são artérias propriamente e não uma adaptação, como as veias safenas (as maiores do corpo humano).

Após a cirurgia, costuma-se ter alta do CTI em 48 horas, permanecendo o paciente internado de cinco a sete dias. O período restante da recuperação, já em casa, costuma demorar de quatro a seis semanas, com a consolidação do esterno.

A ponte de veia safena permite 65% de sobrevida em dez anos. Durante este período, 60% das pontes ainda se mostram funcionando, 45% têm alguma obstrução e apenas 35% dos pacientes não apresentam angina. O índice de falência destas pontes em um ano é maior nas mulheres do que nos homens na proporção de 20,5% para elas, e 15,8% para eles. O uso das artérias mamárias em cirurgias tem índices de 90% de bom funcionamento em dez anos. Nos primeiros tempos da cirurgia com safena, as indicações eram para obstruções acima de 70%, não importando o número de vasos lesados. Hoje o universo de indicações está reduzido e baseado em critérios bem delineados, porém ainda é o melhor tratamento para alguns pacientes. Em outros tempos, nenhum paciente, por melhor que tivesse transcorrido a cirurgia, tinha alta em menos de trinta dias. Hoje, recebemos o paciente andando no consultório oito dias depois.

Antes, também não pensávamos em operar pacientes com mais de 65 anos, pois o risco era grande. Hoje, já é uma grande realidade a cirurgia entre septuagenários e octogenários, no Brasil e no exterior, com excelentes resultados, boa recuperação e pouco ou nenhum aumento nos índices de complicação e/ou mortalidade. Evidentemente, a indicação de cirurgia para pessoas dessa faixa etária deve ser mais rigorosa, pois outras formas de tratamento, quando possíveis, ainda são de nossa preferência. É bom lembrar que as pessoas que atingem a faixa de 68-70 anos têm expectativa de mais 10-12 anos de vida.

Nas intervenções realizadas há mais tempo existe um maior índice de obstrução nas pontes, o que também pode ser devido à maior precariedade da técnica. Tornou-se comum nestes casos, a reoperação. Este procedimento, impensável tempos atrás em razão do risco, também já é uma realidade. Em nossas últimas visitas a avançados centros de cirurgia nos Estados Unidos, vimos um crescente número de pacientes serem submetidos pela segunda ou terceira vez à cirurgia. Os maiores preditores da necessidade de reoperação são: cirurgia em idade jovem, hipertensão, colesterol alto e a persistência do tabagismo.

Atualmente, com a modernização das técnicas, o paciente pode beneficiar-se da cirurgia com uso das artérias mamárias e, na impossibilidade destas, das radiais. É importante lembrar que esse é um método de tratamento, e não de cura, e necessita de acompanhamento médico, avaliação periódica e rigoroso controle dos fatores de risco.

A partir de 1977 passamos a contar com uma arma chamada angioplastia coronária transluminal percutânea, idealizada e realizada pelo saudoso amigo Andreas Grüntzig na Universidade de Zurique. Esta técnica consiste na introdução de um cateter numa artéria do braço ou da perna até o local de obstrução no coração. O cateter possui um balão na ponta que é insuflado, "esmagando" assim a placa de colesterol, voltando a permitir um fluxo normal de sangue pela coronária acometida e também que o paciente leve vida absolutamente normal 48 horas depois. Esse método não serve para todos os casos e necessita julgamento criterioso, devendo ser realizado por profissional bastante familiarizado com a técnica. Tem como ponto negativo o índice de 30% de reobstrução em seis meses, o que não impede que a técnica seja repetida outras vezes na mesma lesão, com melhores resultados. Para diminuir o problema da reobstrução, foi criada uma espécie de malha chamada stent que, colocada no local da dilatação, impede a reobstrução. Apesar disso, ainda existia algum índice de reobstrução, e os stents mais modernos contam também com um remédio nesta malha que é liberado gradualmente, diminuindo em muito o problema. Esta é a técnica mais utilizada hoje em dia em praticamente todos os casos cuja indicação seja o tratamento chamado percutâneo, ou seja, através deste fino cateter introduzido por uma artéria. Vale lembrar que, como as artérias não são inervadas, não se tem nem sensação da passagem do cateter ou mesmo de dor.

Há ainda possibilidade de utilização da angioplastia para desobstruir pontes entupidas, com bons resultados, ou na própria artéria coronária de pacientes operados com pontes obstruídas. Em relação a essa segunda possibilidade, realizamos pioneiramente uma intervenção em um industrial paulista de 55 anos que havia sido operado aos 44 e recomeçara a sentir dores no peito. Entramos em contato com o Dr. Grüntzig, que aceitou o caso, e para lá nos dirigimos. O paciente estava assintomático há cinco anos, sem intercorrências, praticando atividade física regular.

Seguindo a trilha, chegamos à aterectomia, técnica parecida com a angioplastia, que utiliza um cateter introduzido pela mesma via e retira a placa de colesterol por duas técnicas: abrasão ou cone e sucção. Também na mesma linha está a técnica combinada de laser e angioplastia. Porém, apesar de idas e vindas, tais técnicas ainda não prosperaram e apresentaram índices altos de reobstrução.

Em relação aos transplantes cardíacos, convém observar que existem atualmente inúmeros centros nos Estados Unidos realizando este tipo de cirurgia na proporção de três ao dia, inclusive aos sábados, domingos e feriados. A sobrevida é de 80% no primeiro ano e de 58%, cinco anos depois. Também são realizados com sucesso em nosso meio. Porém, é preciso saber que o melhor tratamento não é melhor que a simples prevenção.

17
CONCLUSÃO

O que precisa ficar bem claro é que, para se prevenir ou controlar a doença coronariana, não é necessário viver pior. Muitos de nossos pacientes percebem a possibilidade de outra vida (melhor, mais saudável, vigorosa e alegre) quando começam a obter lucro com o controle dos fatores maléficos à sua saúde, como cigarro, hipertensão, colesterol, diabetes, obesidade, sedentarismo e insônia. Na verdade, viver melhor em relação ao coração significa saber seguir regras, evitando abusos e extremos.

A população, em geral, deve ser conscientizada de que a prevenção é a melhor arma contra a doença. Praticar uma atividade física moderada, ter peso condizente com a altura e não fumar são atitudes conscientes que possibilitarão uma vida mais agradável e menos ansiosa.

Países mais desenvolvidos do que o nosso iniciam suas campanhas de combate aos fatores de risco da doença coronariana a partir dos 2 anos de idade. Quanto mais cedo se inicia a prevenção, maiores serão os lucros na faixa de maior incidência, entre 50-60 anos.

Em relação ao Brasil, sabemos que a dieta da população é, em geral, uma dieta rica em gordura saturada, e que deve ser modificada. Essa modificação não significa maior despesa: na verdade, uma dieta saudável para o coração pode custar até menos do que o usual. Em algumas regiões do país, como Minas Gerais, a média da população consome pratos que incluem toucinho, carne de porco, alimentos com alto teor de gordura saturada. Na região Sul, a mistura de carne gordurosa e exagero de sal (o popularíssimo churrasco) é péssima para o coração. Já no Nordeste, o excesso fica por conta do óleo de coco, dendê e camarão. Note-se ainda a quantidade de doces feitos com muito ovo, leite e açúcar na maioria dos recantos do país. Dentro de nossas reais possibilidades, temos meios e variedade suficientes para mudar o perfil alimentar do brasileiro.

Em relação ao tabagismo, o índice no Brasil é de 12% da população, na média, sendo maior entre os homens. As medidas proibitivas em relação aos fumantes ainda não são suficientes, e o país é um verdadeiro

CONCLUSÃO

paraíso para os fabricantes de cigarros. A fabricação e consumo de cigarros vinha em queda até 2016, quando voltou a aumentar chegando a 3,5 milhões de maços em 2021. Regras mínimas não são respeitadas. É de uma total insensatez entrar em hospitais e ver médicos e enfermeiras, visitantes e alguns pacientes furtivamente fumando nas dependências. Em geral, o cigarro está associado a imagens de sucesso, juventude, riqueza, esportes e mulher bonita (principalmente em filmes e séries).

A doença coronariana consome muito dinheiro do país, pois pessoas inválidas passam a ficar sob a tutela do governo, recebendo licenças e aposentadorias. Pacientes portadores de alguma incapacidade que os impeça de continuar a trabalhar em suas funções originais devem ser reorientados ou readaptados a outras funções. Um bom profissional, incapacitado fisicamente, pode atuar no controle, realização e idealização de projetos. Não sendo uma questão econômica, o sentido da prevenção à doença pode sensibilizar os de renda baixa tanto quanto os de renda alta. É importante que médicos e Estado esclareçam a população sobre a importância dessa doença, para que o índice de adesão aos esquemas preventivos e ao tratamento aumente cada vez mais.

O colesterol sanguíneo deve estar nos níveis desejados para cada caso, assim como a pressão arterial. Como nenhum destes fatores de risco é curável, não se pode interromper a medicação mesmo que não existam sintomas.

Com vistas ao tratamento, evidentemente existem instituições de nível melhor do que outras, porém há bons profissionais mesmo naquelas consideradas de nível inferior. Talvez a vantagem dos pacientes com nível socioeconômico alto seja a livre escolha do profissional. Quando indicamos um método terapêutico como angioplastia, stent, cirurgia ou qualquer tipo de intervenção, oferecemos algumas opções de profissionais de grande categoria, sempre tentando localizá-los em instituições que tenham capacidade de prestar boa assistência e controle do paciente. Deve-se ter o mesmo cuidado com relação aos exames laboratoriais. Alguns laboratórios (ligados a seguros de saúde) necessitam massificar os exames para poder obter maior lucratividade e, por esta razão, cometem mais erros do que seria aceitável. A socialização da medicina por meio do nivelamento por baixo é a proposta de alguns tipos de seguro de saúde, que visam exclusivamente ao lucro, pagam mal a seus profissionais e solicitam a eles que examinem um número enorme de pessoas, o que compromete a qualidade. Prejudicam, inclusive, o acesso a informações e técnicas profissionais de

CONCLUSÃO

melhor qualidade ao exigir que o atendimento prestado seja condensado.

A prevenção e até mesmo o tratamento moderno do infarto do miocárdio podem ser realizados tanto em hospitais pequenos como em postos de saúde avançados. O seguimento do tratamento determinará a necessidade ou não de tecnologia mais moderna. Qualquer posto de saúde pode esclarecer sobre como prevenir e controlar a doença coronariana.

POSFÁCIO

Gostaria de escrever agora sobre minha conduta pessoal em relação ao coração. Não sou absolutamente neurótico em relação às proibições: levo uma vida saudável, gosto dos prazeres da vida e de desfrutar o que ela tem de bom, sem culpa. Trabalho muito, porém naquilo que gosto, e estudo sempre (o que me faz relaxar e entusiasmar).

Tenho 1,86 metro de altura, 80 quilos, ando diariamente 8 quilômetros nas calçadas de Ipanema e Leblon e, quando o tempo não permite, vou para a esteira por pelo menos quarenta minutos e complemento com exercícios isométricos (pesos, elásticos, aparelhos etc.). Costumo praticar atividade física de segunda a sexta.

Suco de laranja faz parte de todos os meus dias, desde o amanhecer: é antioxidante e evita dano nas artérias, meu café da manhã é complementado por frutas como meio mamão papaia ou frutas vermelhas, com nozes, linhaça e iogurte grego light. Meu almoço costuma ser bastante leve, com saladas e/ou frutas. O jantar junta algo mais consistente como frango, peru, coelho ou peixe. Não costumo ter carne bovina, manteiga, leite integral ou pão em casa. Porém, não dispenso um belo filé, camarão ou lagosta ou até mesmo feijão tropeiro ou feijoada. Ao churrasco, é impossível resistir, e gosto até mesmo de prepará-lo, mas a frequência não chega a uma vez por mês.

Raramente consumo bebidas alcoólicas durante a semana, sem uma boa companhia. Utilizo muito pouco sal na comida e me incomoda ver alguém se excedendo. O açúcar não faz parte de meu dia a dia: como doces, mas, para adoçar, uso adoçante artificial.

Não faço uso regular de café, mas a ele recorro como estimulante quando estou cansado e preciso dirigir ou em congressos fora do país, cujas sessões se estendem até muito tarde – as ofertas científicas são infindáveis. Descafeinado, é claro. Sou radicalmente contra o uso de cigarro. Nunca fumei e não tolero fumaça perto de mim em ambientes fechados. Combato seu uso junto a amigos, parentes e sempre que surge oportunidade.

POSFÁCIO

Vivo bem, vivo feliz, sem proibições definitivas, sem tornar a vida sem graça e cheia de hipocondrias. Faço exames regulares de colesterol, LDL colesterol, HDL colesterol e triglicerídeos, os quais estão em níveis excelentes. Não faço concessões aos meus impulsos.

Viver é bom. Viver com saúde é melhor ainda.

GLOSSÁRIO

ANGINA DE PRINZMETAL – ocasionada simplesmente por espasmo coronariano, sem estar relacionada à presença de placas de colesterol.

ANGINA PECTORIS – dor torácica ocasionada por restrição do fluxo sanguíneo em artérias coronárias. Geralmente irradia-se para a parte interna do braço esquerdo.

ANGIOCORONARIOGRAFIA – filme radiológico das artérias coronárias realizado por meio de injeção, através de cateter, de contraste radiopaco em artéria de braço ou perna.

ANGIOPLASTIA – introdução de um cateter em artéria de braço ou perna até o local de obstrução no coração. O cateter possui um balão na ponta que é insuflado, esmagando assim a placa de colesterol.

AORTA – tronco arterial mais importante, recebe sangue oxigenado do ventrículo e o distribui a outras artérias e arteríolas que vão irrigar todo o corpo. As primeiras artérias originadas da aorta são as coronárias.

ARRITMIA – qualquer tipo de alteração no ritmo dos batimentos cardíacos.

ARTÉRIAS – vasos que conduzem o sangue do coração a todas as partes do corpo.

ARTÉRIAS COLATERAIS – artérias menores que se comunicam às artérias maiores.

ARTÉRIAS CORONÁRIAS – são dois troncos principais, sendo que o esquerdo se divide em outros dois. Saem da aorta e levam sangue oxigenado para o músculo cardíaco.

ARTERIOSCLEROSE – termo genérico para as várias condições causadoras de endurecimento e aumento da parede das artérias, com perda de elasticidade.

ATERECTOMIA – desobstrução das artérias com placas, por sucção ou abrasão, realizada através de cateter introduzido em artéria de braço ou perna.

ATEROMAS – placas de colesterol na parede das artérias.

ATEROSCLEROSE – forma de arteriosclerose em que a parte interior das artérias elásticas se torna mais grossa e irregular por depósito de substância gordurosa, diminuindo o diâmetro da artéria e consequentemente restringindo a quantidade de sangue que pode fluir.

CALORIA – medida do valor energético do alimento e também a energia que o corpo utiliza para as atividades e para manter o corpo funcionando.

CARBOIDRATO – um dos três nutrientes que suprem o corpo de caloria (energia). É essencial ao funcionamento do organismo e divide-se em dois tipos básicos: simples (açúcares) e complexos (fibras e amidos).

CINTIGRAFIA MIOCÁRDICA – mapeamento da irrigação sanguínea do músculo cardíaco através da injeção de substâncias radioativas em veia periférica.

CIRCULAÇÃO COLATERAL – diz-se da circulação entre as artérias principais, realizada por pequenas artérias comunicantes, as quais são usadas principalmente quando há obstrução em grande artéria.

COLESTEROL – gordura fabricada pelo nosso fígado e absorvida dos alimentos que ingerimos. Os valores aumentados de colesterol induzem a maior risco de aterosclerose coronariana.

DOENÇA CORONARIANA – ocasionada, na grande maioria das vezes, por depósitos de placas de colesterol nas artérias coronárias, o que reduz o suprimento sanguíneo para uma parte do músculo cardíaco.

ECOCARDIOGRAMA – exame de ultrassom que mostra o tamanho das cavidades, a espessura e o estado contrátil das paredes, o estado das válvulas e a função do coração.

ELETROCARDIOGRAMA DE REPOUSO – registro dos campos elétricos produzidos pelo coração, visualizados de 12 maneiras ou pontos diferentes. Mostra alterações no ritmo do coração, tamanho das cavidades, a morte de células (infarto), a espessura das paredes, alterações provocadas por doenças, alterações metabólicas e/ou medicamentosas.

ESTENOSE – estreitamento de qualquer canal ou orifício.

FATORES DE RISCO – são características muito associadas a maior incidência de doença coronariana.

FIBRA – componente de um alimento que não é quebrado no tubo digestivo, não sendo, portanto, absorvido pela corrente sanguínea.

FIBRILAÇÃO VENTRICULAR – alteração do ritmo cardíaco que corresponde à parada cardíaca.

GORDURA – um dos três nutrientes que suprem o corpo de calorias (energia). Ajuda na absorção de algumas vitaminas. Pequenas quantidades são necessárias ao funcionamento normal do corpo.

GORDURA MONOINSATURADA – é chamada gordura neutra, pois não aumenta ou diminui os níveis de colesterol no sangue. Óleos de oliva e amendoim são exemplos.

GORDURA POLI-INSATURADA – óleos de origem vegetal, como os de milho ou girassol. Tende a diminuir a quantidade de colesterol sanguíneo e, assim, o risco de depósito de gordura nas artérias.

GORDURA SATURADA – geralmente sólida, de origem animal, como aquelas encontradas em leite, manteiga, carne etc. Dieta rica em gordura saturada tende a aumentar a quantidade de colesterol no sangue. Seu consumo deve ser reduzido para evitar-se o depósito nas paredes das artérias.

HDL COLESTEROL – fração do colesterol chamada boa, tem a função de carrear seu excesso da circulação para o fígado, onde é eliminado.

HIDROGENAÇÃO – processo químico que transforma os óleos de origem vegetal (gordura insaturada) em forma mais sólida (gordura saturada). Este processo aumenta a durabilidade de alimentos enlatados, mas também aumenta o conteúdo de gordura saturada. Prestar atenção aos rótulos.

HIPERCOLESTEROLEMIA – níveis altos de colesterol.

HIPOCINESIA – diminuição da força de contração de uma parte ou de todo o músculo cardíaco.

HOLTER – eletrocardiograma contínuo, realizado durante as atividades normais diárias do paciente, em 24, 48 ou 72 horas. Mostra as alterações do ritmo cardíaco, da condução elétrica, isquemia e correlação com sintomas.

INFARTO DO MIOCÁRDIO – morte de determinada área do músculo cardíaco por suprimento inadequado de sangue durante certo período de tempo.

ISQUEMIA – deficiência de sangue, usualmente temporária, em alguma parte do corpo, devido à constrição exagerada (espasmo) ou a bloqueio em artéria.

LDL COLESTEROL – fração do colesterol chamada má, tem a função de carrear o colesterol para que se deposite na parede das artérias.

LÚMEN – luz interna de um vaso.

MIOCÁRDIO – parede muscular do coração localizada entre o pericárdio (camada protetora) e o endocárdio (parte mais interna).

MORTE SÚBITA – morte em até seis horas após o início da doença.

OBESIDADE – aumento de peso corporal devido a excesso de calorias e gordura, o que aumenta as chances de diabetes e hipertensão arterial.

OCLUSÃO CORONÁRIA – obstrução, geralmente ocasionada por trombo em artéria coronária, que impede o fluxo sanguíneo para o músculo cardíaco, ocasionando infarto agudo do miocárdio.

PROTEÍNA – um dos três nutrientes que suprem o corpo de calorias (energia). É essencial, pois se torna componente de muitas partes do corpo, como músculos, ossos, pele e sangue.

REVASCULARIZAÇÃO MIOCÁRDICA – cirurgia com pontes de safena e/ou artéria mamária para suprir de sangue (oxigênio) determinada região do músculo cardíaco. Tal região necessita deste sangue para funcionar, pois há obstrução de artéria coronária.

SÍNDROME X – dor anginosa típica, às vezes com teste ergométrico e eletrocardiogramas alterados, porém sem obstrução das artérias.

TESTE ERGOMÉTRICO – ou teste de esforço, pode ser realizado em bicicleta ergométrica (Europa) ou esteira rolante (Estados Unidos). Tem como objetivo a elevação da frequência cardíaca do paciente a um máximo para sua faixa etária ou, no mínimo, 85% desta (submáxima) sob um protocolo predeterminado. Averigua a curva de pressão, o estado do músculo cardíaco, a capacidade física etc. Sua sensibilidade é em torno de 70%.

TROMBÓLISE – dissolução de um trombo sanguíneo.

VENTRÍCULOS – são as duas câmaras do coração, posicionadas nos lados direito e esquerdo. O ventrículo esquerdo bombeia sangue oxigenado, através das artérias, para o corpo, enquanto o direito leva sangue rico em gás carbônico, através da artéria pulmonar, para o pulmão.

Impressão e Acabamento:
EDITORA JPA LTDA.